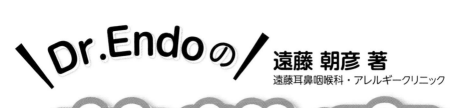

Dr.Endoの

遠藤 朝彦 著
遠藤耳鼻咽喉科・アレルギークリニック

花粉症
診察室

裏付けのある医療は
患者さんの期待を
うらぎらない

クリニコ出版

□ はじめに □

　私は慈恵会医科大学を卒業後，直ちに耳鼻咽喉科医師を目指して耳鼻咽喉科医局に入局しました。耳鼻科医として今年で50年の節目になります。

　振り返ってみると，アレルギー性鼻炎と花粉症の診療と疫学，研究に明け暮れた50年でした。慈恵医大耳鼻咽喉科が副鼻腔炎の調査を目的に集団検診の疫学調査を始めたのは，昭和28年からです。アレルギー性鼻炎を対象とした調査の開始は昭和47年，目的はアレルギー性鼻炎に対する環境とりわけ大気汚染の影響の有無を確認するためでした。私が慈恵医大を卒業したのは昭和47年でしたから，私は卒業と同時，まだ研修医の身分でこの調査の一員として加わることになりました。つまり，この調査の目的は副鼻腔炎からアレルギー性鼻炎そして花粉症へと変わり，対象も小児から一般住民へと移りました。しかし，私は生涯にわたりこの仕事に携わることになりました。

　疫学調査を進めるうちに花粉観測データの必要性を強く感じた私は，花粉観測を始めることを決意しました。文献を読み，ダーラム型捕集器が必要なことが判ったものの購入方法が分からず，出入りの医療機器業者さんに作成してもらいました（ステンレス製なので35年経った今でも現役です）。勤務先の研究室の技師さんにも協力を仰ぎ，機器・薬剤を揃えていただきました。練習のためのサンプルのスギ花粉は先輩（故・樋崎亨先生：当時慈恵医大耳鼻科助教授）の川越のご自宅に伺ってご近所の庭のスギから枝と花粉をもらい，この花粉を使って練習を重ねました。

　先ずは観測した花粉が確かにスギ花粉か否かを見極めなければならず，その枝に咲く花芽から，花粉を採取して染色・鏡検を繰り返し練習しました。その際，清水章治先生には再三アドバイスをいただきました。確信が持てるようになり，次に結果を情報として同窓の先生方に提供して，スギ花粉症の方の症状と比較していただきました。当時はFAXもPCもなかったので，結果表を毎晩コピーして封書を速達で郵送するという手段を取りました。

花粉症が国民病と呼ばれるようになるにつれて，我々の観測データの重要性は高まっていきました。そんななか，全国の花粉観測データがネット上でも配信されるようになり，特に「はなこさん」は今も臨床の現場で役立ってくれています。

　今なお私のクリニックでは毎日花粉を観測し，そのデータを用いて診療を行っています。もちろん観測器具を揃えるのは費用も手間もかかります。私は運よくそれらを揃えることができましたが，それも日ごろよりお世話になっている方々，諸先輩方のおかげに他なりません。あらゆる縁が重なって，今，一人の医者として患者さんの診療のお役に立っていることを誇りに思っています。

　花粉の観測も今年で40年になります。これも，花粉の飛散状況に応じた信頼性の高い花粉症診療を行いたい一心で始めました。専門外の仕事ですから，暗中模索，試行錯誤の連続でした。しかし，積み重ねることの大切さをこの花粉観測から学びました。

　それも，私一人では何ひとつ成し得るものではなく，この50年の間に兼子順男先生をはじめとする多くの方々のご協力とご指導を得て，初めて成し得たことばかりです。今回，クリニコ出版様から「これらをまとめてみませんか」とお話をいただき，ご協力をいただいた皆様への感謝と，それらの方々が成した偉大な仕事を少しでも多くの人に知っていただこうと，この本を書いてみようという気になりました。また，裏付けのある医療は，決して患者の皆さんの期待をうらぎらないことも間違いない事実として実感しました。

　この本が花粉症の日々の診療に役立ち，花粉症に苦しむ患者の皆さんに役立つなら，私にとって望外の喜びです。ご一読の上，ご批評いただけましたら幸いです。

　最後に，本書を恩師である元慈恵会医科大学助教授の故・樋崎 亨先生に本書を捧げます。

令和 3 年12月

遠藤　朝彦

□ 目次 □

本書に対するご意見，ご感想を，当社ホームページまでお寄せください。
➡ https://www.clinica-pub.com/

第1章 花粉症の基本的な情報

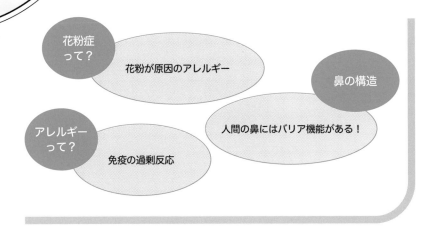

花粉症
って？

花粉が原因のアレルギー

鼻の構造

アレルギー
って？

人間の鼻にはバリア機能がある！

免疫の過剰反応

☐1 花粉症の仕組み

● 花粉症とは，花粉が原因のアレルギーで起こる病気の総称

　花粉症やアレルギー性鼻炎を引き起こすアレルギーはI型の免疫反応で，花粉や室内塵（ダニなど）が鼻に侵入するところからはじまります。この場合の花粉を，抗原またはアレルゲンと呼びます。遺伝的にアレルギーを起こしやすい素因者に抗原となる物質が一定量，一定期間吸入・侵入すると，花粉症が引き起こされます。

　吸入または侵入した花粉から抗原はどのように放出（溶出）されるのでしょう？。実は，花粉から抗原となる物質蛋白がどのように溶出されるかについては殆ど知られていません。

●抗原は花粉からどのように溶出されるか

　抗原の溶出過程について東京慈恵会医科大学の野原修先生が実験的研究を行っています。鼻腔内でスギ花粉から主要抗原（Crj1およびCrj2）が溶出され，生体内に取り込まれることがスギ花粉症の発症の要因です。そこで，溶出に対する鼻汁の影響について検討しました。

　スギ花粉を鼻汁溶液と反応させ，Cryj2特異的マウスヘルパーT細胞株の増殖反応を使って花粉抽出液の抗原性を検討しました。

　その結果，スギ主要抗原の溶出は鼻汁溶液との反応により，花粉外壁の破裂や蛋白溶出と相応して，著名な増加を認めました。

　花粉症の人の鼻汁はアルカリ性に偏っていますが，pHが大きいほど抗原が溶出しやすく，温度も4℃と37℃の比較では，37℃では溶出されるものの4℃では溶出しません。また，鼻汁中に含まれる蛋白・ムチンといった成分との接触，あるいはリゾチームの酵素活性にも影響されることが示唆されました。つまり，花粉症の人の鼻腔内は主要抗原の溶出を起こしやすい状態であることを証明したのです。

　また抗原の溶出は，鼻汁のpHがアルカリ性であるほど，温度は37℃と盛んでした。これら物理化学的影響とともに，鼻汁中に含まれる蛋白・ムチンといった成分の接触，あるいはリゾチームの酵素活性にも影響されることが示唆されました。

　例えば，正常な人の鼻汁はpH 7.4±0.3ですが，慢性副鼻腔炎の人の鼻汁はpH 7.5±0.66，膿性鼻汁の人に限足するとpH 6.6だったそうです。それに対し，花粉症の人の鼻汁はpH 8.65

±0.52でした。つまり，アレルギーの人の鼻腔内は，主要抗原の溶出を極めて起こしやすい状態であると考えられます。

　吸入された物質の蛋白は，マクロファージと呼ばれる細胞によって非自己の生体外異物と認識，貪食され，マクロファージから抗原提示細胞によって，ペプチドの情報がT細胞に伝えられます。T細胞は，B細胞との共同作業により，主に鼻，咽喉頭，気管，気管支など粘膜上で肥満細胞などの細胞と反応し，細胞が触れた蛋白に，IgE抗体という特異的な物質を作り出します。このIgE抗体が，アレルギーを引き起こす原因となります。

　IgE抗体は肥満細胞や好塩基球の膜表面に結合します。この段階を「感作が成立した」と言い，また，抗原刺激によって活性化されたB細胞が分化・増殖して，抗体産生を誘導します。抗体産生は，2種類あるヘルパーT細胞のバランス，それぞれの細胞から産生されたサイトカインによって，Th2が産生，Th1が抑制に働くことで疾病に関係します。

　サイトカインとは細胞から分泌されるタンパクであり，化学変化する情報伝達物質です。Th細胞は抗原の種類によってTh1かTh2に変化しながらも，サイトカインがこのバランスを保っています。

　抗原がウイルスである場合は，T細胞はTh1に，ダニや花粉などがアレルゲンの場合はTh2になります。このTh細胞のバランスが崩れ，Th2>Th1となることが花粉症の感作と発症の引き金であり，さらには症状増悪を亢進させていると考えられています。

　ふたたび侵入してきた花粉は，鼻粘膜粘液層で抗原を遊離，

9

抗原は粘膜上皮層の感作された肥満細胞と出会います。この肥満細胞にはIgE抗体が結合しているため，膜表面で抗原抗体反応が起こります。

その結果，細胞膜が破裂し，細胞内に蓄えられた粒子が細胞外に放出されます。これは脱顆粒といわれ，放出された脱顆粒とともに様々なケミカルメディエーターが細胞外に放出されます。

細胞間の情報伝達に作用する化学物質のことをケミカルメディエーターといいます。花粉症の場合，ヒスタミンとロイコトリエンが重要です。そのケミカルメディエーターが血管，神経，組織に作用して様々な症状が出るのです。反応から発症に至るこの過程は，様々な細胞と，放出されたサイトカインが極めて複雑なネットワークを形成することが原因です（図1-1）。

● 引き起こされる反応は二相性で，即時反応と遅発反応がある

それぞれ，関わる物質と神経，組織が異なり，症状が現れるのに即時反応は抗原に触れてから10～15分で，遅発反応は6～10時間要します。症状を起こした粘膜では，血管から浸潤した好酸球などの炎症細胞から出たロイコトリエン等によってさらなる鼻粘膜の膨張が起こり，その他のケミカルメディエーターや酵素などによって組織障害も起こります。抗原曝露後6～10時間に見られる遅発相反応がこれで，アレルギー性炎症と呼ばれます。こうした炎症細胞を呼び寄せるのも肥満細胞などから放出されるケミカルメディエーターです。

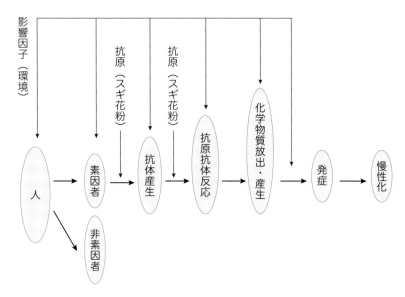

図 1-1　花粉症のアルゴリズム
花粉症のアルゴリズムを示す。

鼻の場合は，鼻づまりの症状が現れます。

　遺伝と環境の影響を受けるこの反応が花粉と触れた全ての人に起こるかというと，実はそうではありません。一般住民の皆様の協力を得て集団検診調査をすると，全く検査に反応せず症状のない人，検査で陽性反応の結果が出ているものの症状のない人（自覚のない人を含む），検査の結果が陽性で明らかな症状が認められる人が検出されます。一方，明らかに花粉症と同じ症状を訴えているのに，視診所見も検査所見でも陰性の人がいます。これらの人は，検査では見出せないか，似て非なる病気の持ち主と考えられます。

なぜ，症状のある人とない人がいるのでしょうか？これについては遺伝の関与と環境の影響が考えられています。抗体を作る能力，細胞の反応性，神経の過敏性などは遺伝の影響を受けるからです。環境は発症機序全ての過程で影響していると考えられます。また，鼻・副鼻腔の形態は遺伝の影響を受けると同時に形態異常は機能に影響します。鼻粘膜の構造や機能も同様です。

2 アレルギーと感染症の違い

●鼻づまり……これってアレルギー？感染症？

　アレルギーとは，免疫学的な機序によって体に症状が引き起こされることを指します。体には免疫という，病気を引き起こすウイルスや細菌などの異物から体を守る仕組みがあります。この仕組みが，ある特定のダニやスギ花粉，食物などの異物に対して過剰に反応して，体に症状が引き起こされることをアレルギー反応と言います。アレルギー反応には大きく４つのパターン（I〜IV型）がありますが，一般的に花粉症や食物アレルギーなどはI型アレルギーに分類されます。I型アレルギーは，アレルギーを引き起こすそれぞれの成分が体内に入って直後から2時間以内という短時間で症状が現れるため，即時型アレルギーとも言われ，IgE抗体という免疫物質が関与しています。アレルギーの患者さんでは，鶏卵やスギ花粉，ダニ，ハチ毒など，それぞれのアレルゲンに対して固有の特異的IgE抗体がつくられます。このIgE抗体は，血液や

皮膚，腸などに存在するマスト細胞という細胞に結合します。ここにアレルゲンが結合すると，アレルギーを引き起こすヒスタミンやロイコトリエンなどの化学物質が細胞から放出され，体にじんましんなどの症状が引き起こされるのです。

> ### Dr. Endoのつぶやき
>
> 「２回目にハチに刺されると危ない」と聞いたことがあるかもしれません。初めてハチに刺されたときにはIgE抗体が存在していないのでアレルギー反応は生じないので，その際にハチ毒のIgE抗体がつくられると，マスト細胞にハチ毒のIgE抗体が結合してスタンバイ状態になります。その状態で２回目にハチに刺されると，マスト細胞からアレルギーを引き起こす物質が放出され，重篤なアレルギー症状が引き起こされることがあるのです。

感染症とはウイルス，細菌，真菌，寄生虫などの病原体が身体に侵入することで起こり，これらの侵入によって感染してその結果感染した場所の組織が障害されて症状が現れる病気のことです。病原体が身体に侵入してきても，障害が発生・発病しなければ感染症とはなりません。発病するか否かは病原体の感染する力と身体の免疫など抵抗力のバランスによって決まります。感染症の初期は，症状がアレルギーと似ている場合があります。鼻の症状のうち，最も頻度が高いのは鼻づまりですが，鼻づまりはほとんどの鼻疾患に共通の症状で，

これのみではアレルギーか感染症かを判断するのは難しく，鼻汁の性状や頬部の腫脹などで見分けます。とはいえ，感染性の副鼻腔炎で頬部の腫脹をきたす例は，多くはありません。症状を詳細に聴取して，かつ視診所見を加味し，時にはX線検査を行うことで正確な診断を目指します。

3 鼻の構造と働き

● 鼻の中ってどうなってるの？

アレルギー反応は体のいたるところで起こりますが，花粉症において最も顕著に反応が見られるのは鼻です。他に皮膚，目，咽喉，気管の症状が認められ，気管支にも咳，少数ながら呼吸困難などの症状が見られます。そこで，鼻副鼻腔の構造と役割・機能について説明したいと思います。

鼻というと，顔の中央に突出して2つの空気出入り口を持つところと考えると思います。実は，突出した部分は鼻腔の屋根で，その奥に広大な鼻器が存在し，1対の鼻腔と4対の副鼻腔から成っています。哺乳類と比較すると退化したとはいえ，頭蓋の相当部分を占めています（図1-2）。

鼻の構造はかなり複雑です。無顎類の頭甲網にも認められたのが最古の遺物と考えられています。

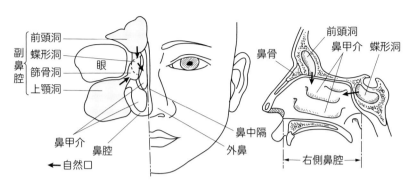

図 1-2　はな(鼻副鼻腔)とは
感覚器(ニオイを嗅ぐ)
気道(息をする，除塵・加湿・加温する)

Dr. Endoのつぶやき

　　鼻の成り立ちを解明するために私たちの研究チームで
は，脊椎動物の進化順に鼻の比較観察を行いました。そ
の結果，化石に見る無顎類の頭甲網にも鼻と考えられる
ものがあり，頭頂に単一の外鼻孔と盲嚢として終わる鼻
嚢と呼ばれる腔(窪み?)があったと考えられています。
現存する無顎類の生物は円口類のヤツメウナギのみです
が，ヤツメウナギでは鼻は盲菅で終わり，消化管とは連
絡していません。研究を進めると，次のことが分かりま
した。真の両鼻は魚類から，甲介，Jacobson器官(多くの
嗅細胞が存在する器官)は両生類から，真の副鼻腔，二次
口蓋の形成は爬虫類(カメ目，クジラ目)から，哺乳類に

なって鼻副鼻腔が確立します。嗅覚や呼吸機能の効率を
上げるために進化が起こったと考えられるのです。

　最も進化した鼻は哺乳類でした。人の鼻副鼻腔は感覚器と
同時に呼吸器の役も担い，人の生命維持に極めて重要な役割
を果たしていますが，他の哺乳類と比べると一部の機能が退
行進化していることが分かります。色を識別できる視器と明
晰な頭脳を得たことが，この退行進化をさらに進めたと考え
られます。こうして成立した人の鼻は極めて複雑な構造にな
り，様々な機能を営んでいます。
　ニオイを嗅ぐことと呼吸が鼻の働きですが，人も嗅覚が次
第に衰えています。この衰えは，人が人を育て，「飼育」してい
ることも一因です。例えば，野生のイノシシを人が家畜とし
て飼育を始めたのは数千年前，メソポタミアの時代とされて
いますが，その結果生まれたのがブタです。今日，そのイノ
シシとブタの鼻を比較すると，イノシシと比較してブタの鼻
の構造は明らかに単純です。しかも餌を見つける嗅覚機能は
明らかにブタが劣っています。
　人も人が育て，飼育すると自ら行動することが激減します。
自己家畜化された鼻は形態や機能が変化したことで，嗅覚機
能などが低下する可能性があります。嗅覚が消失すると味覚
にも変化が起こります。このような哺乳動物から人への進化
（人化，人化現象，ホミニゼイション）が，鼻の形成に大きく
関わっているのです。

　哺乳動物の中で鼻副鼻腔病態に罹患しやすいのは人類だけであり，その理由は脳が巨大化して頭蓋内の構造が変化したためです。この変化が鼻中隔や鼻副鼻腔の成長や粘膜組織にも影響を与え，結果として鼻中隔弯曲症や鼻副鼻腔炎，アレルギーなどを誘発しやすくなったと考えられています。

● 鼻の進化の歴史と，働き

　鼻副鼻腔は嗅覚器として脊椎動物に現れ，魚類から両鼻となり，副鼻腔，二次口蓋の形成は爬虫類，哺乳類になって鼻副鼻腔が確立しました。鼻の主な働きは，ニオイを嗅ぐことと，呼吸です。人では視覚の進化に伴い，嗅覚は退行進化していると考えられていますが，気道の一部として呼吸と吸気の加温，加湿，浄化の役を果たし，肺を守る大事な役もこなしています。嗅覚は化学物質から発生するニオイの分子の刺激を感知して，その刺激がニオイであることを認知して成立します。そして，何らかの原因によってこれができない状態を嗅覚障害と言います。障害された人は，全くニオイを感じない（嗅覚脱失），ニオイが鈍い（嗅覚減退），ニオイを強く感じる（嗅覚過敏），そのもののニオイとは違って感じる（嗅覚錯誤），実際にはないニオイを感じる（嗅覚幻覚）など様々な訴えをします。

　嗅覚障害は，障害部位によって呼吸性，末梢神経性，中枢神経性，混合性に分けられます。これらのうち，嗅裂の狭窄や閉鎖により起こる呼吸性嗅覚障害が最も多く，花粉症患者の大半が呼吸性嗅覚障害です。気道粘膜は，その表面のほぼ全面が繊毛細胞に覆われており，繊毛上には粘液層がありま

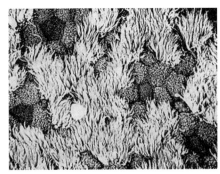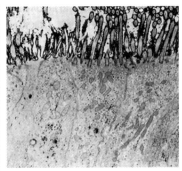

図 1-3　鼻粘膜粘液繊毛輸送機能
正常な粘膜では，吸気と共に吸入された 5µm 以上の粒子はほとんど鼻粘膜が捉え，繊毛輸送機能により体外に排出します。正常の鼻粘膜では，侵入した異物は左図のように繊毛の働きで上皮細胞に侵入することはありません。

す。粘液は繊毛の一定の運動によって流れており，鼻に侵入した異物を外層粘液で捉え，異物を輸送・排除します。外界からの侵入者に対してバリアの働きもしているのです。これを鼻粘膜粘液繊毛輸送機能と呼びます（図1-3）。また，吸気を加温・加湿して呼吸器の機能を守る作用も備えています。

●花粉症になると，鼻はどうなる？

　それでは，花粉症の人の鼻粘膜は，どのようになっているのでしょうか。実はそのほとんどが繊毛の機能の減弱や繊毛の脱落が認められる例がほとんどで，その結果，鼻粘膜粘液輸送機能が障害されている例が多く見られます。副鼻腔の役割は未だ解明されていないのですが，哺乳動物では嗅覚細胞が腔内に存在したり，吸気を貯めて嗅覚機能の効率向上に貢

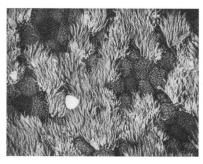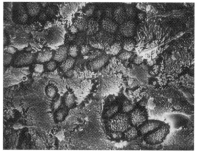

図1-4　刺激による鼻粘膜の障害
曝露後の粘膜は，上皮が破壊されているのが分かります。
左：正常な鼻粘膜
右：乾燥，大気汚染，消毒剤などの刺激(曝露)後の粘膜

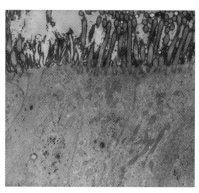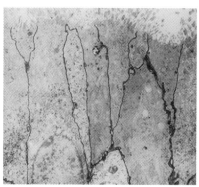

図1-5　受傷粘膜の透過性の亢進
曝露後の粘膜は，上皮が破壊されているのが分かります。
左：対照群(HRP注入15分後)
右：曝露群(HRP注入15分後)

献していたと考えられています。人では副鼻腔の粘膜に嗅覚
細胞を認めることはなく，嗅覚機能に貢献することはないと
言えます。また，嗅素を含む空気を腔内に貯めてこれを感じ

取る方法で嗅覚の効率を上げているのでは，という考えもあります。

　いずれにしても人の副鼻腔は退化傾向にあります。その上，副鼻腔でも前述の鼻粘膜粘液繊毛輸送機能の低下が認められます。

　副鼻腔の粘膜が様々な理由で障害されると，粘膜の上皮は破壊され，異物が隙間から容易に侵入するようになります。感染が起こりやすくなり，アレルギーを発症させやすくなるのです。粘膜の鼻粘膜粘液輸送機能を低下させる因子には，乾燥，化学伝達物質，サイトカイン，フィラグリン，ホルモンバランス，呼吸ストレス，抗原鼻誘発，酸化ストレス，大気汚染，感染などが考えられています（図1-4）。

　粘膜に障害を受けると粘膜は繊毛を失い，バリア機能が失われます。すると，粘膜の透過性が亢進して，異物が容易に粘膜の細部と細胞の間隙から侵入してしまいます（図1-5）。

第2章　花粉症の症状

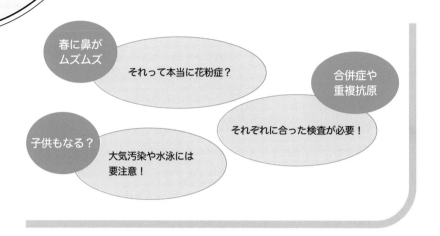

春に鼻がムズムズ
それって本当に花粉症？
合併症や重複抗原
それぞれに合った検査が必要！
子供もなる？
大気汚染や水泳には要注意！

1 花粉症の具体的な症状

● 春に繰り返すくしゃみ，鼻水＝花粉症ではない！

　鼻科領域のアレルギー疾患である花粉症やアレルギー性鼻炎は，容易に診断できると考えられがちですが，実はそうでもありません。

　実際，私も外来で診断に迷う例が少なからずあります。

　花粉症の臨床症状の多くは鼻に発現しますが，眼，皮膚や全身的な症状が伴うことも少なくありません。例えば，医学書でよく見られる記載のごとく「春に繰り返すくしゃみ，鼻水，鼻がつまるという症状が発症したら，すなわちスギ花粉症」と考えてよいかと言うと，可能性は高いのですが，そう言い切

るのは早計です。

　条件が揃わない花粉症の人も多々いるのです。

　とりわけ，鼻・副鼻腔には多彩な病態が存在しますが，症状は共通していることが多く，症状のみで診断を確定するのは容易ではなく，臨床検査による鑑別が必要なのです。

　つまり，アレルギー検査はこの鑑別のために行うのです。また，前述のように花粉症は遺伝に立脚した疾患ではあるものの，環境をはじめとする種々の因子が関与し，修飾されて成立しています。

　花粉症の人が外来を受診し，どのような苦痛を訴えるか，以前勤務していた大学病院の花粉症患者さんからお聞きした訴えを紹介します。

●スギ花粉症患者さんが，困っている問題

　例えばスギ花粉症患者さんが最初に訴えたり，最も困っている訴えは，必ずしも特有の症状とは限りません。

　慈恵医大耳鼻咽喉科アレルギー外来のスギ花粉症の新患患者さんの主訴を集計してみると分かるように，いわゆる3大症状と呼ばれる「くしゃみ，鼻水，鼻づまり」が大半を占めているものの，全体の6割は3大症状以外の訴えでした（図2-1）。

　「3大症状は慣れてしまい苦しくはないが，頭痛がして心配なので受診した」という人や鼻血が出て初めて受診した人で，3大症状には触れず，頭痛などの付随する症状を強く訴える人が少なくありません。

　耳鼻咽喉科に目の症状を訴えて来院する人は従来少数でし

22

たが，近年は情報が豊富になり，花粉症の4大症状（くしゃみ，鼻水，鼻づまり，目のかゆみ）が巷に伝わっているため，自己の判断で耳鼻科を訪れる患者さんも目立ちます。

医療者は3大症状以外の訴えの人を見落としてはなりません。

●「くしゃみ，鼻水，鼻づまり，目のかゆみ」の 4大症状

主訴からある程度見当をつけ，真の病気の見当がつかない場合でも，患者さんが異常と自覚している症状を聞き分けていくと診断の糸口となります。

やはり，新患患者の訴えを集計してみると，図2-1のように様々な症状が認められます。

この調査によれば，「くしゃみ，鼻水，鼻づまり」が上位3位を占め，目のかゆみが加わって，4大症状と呼ばれる所以が分かります。

しかし，比率はいずれの症状も100%ではありませんでした。つまり，必発ではないということです。

3大，4大症状にとらわれ過ぎると花粉症を見落とす可能性も危惧されます。

また，多くが副鼻腔炎，鼻中隔弯曲症，慢性鼻炎などを合併しており，それらの症状も花粉症の症状として訴えたり，合併症の症状しか訴えないことも少なくありません。訴えの影に隠れた病気を見落とさないことが大事です。

主訴でも付随する症状でも，鼻づまりの割合が高いのですが，この症状だけで花粉症の診断をするのは早計で危険です。

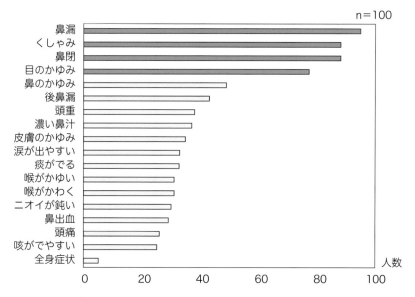

図 2-1　スギ花粉症症状
(慈恵医大耳鼻科：平成9年)

　鼻づまりを訴えた場合に疑うべき疾患は驚くほど多いのです（表2-1）。ですから，他に症状がないかを漏れなく聴取して，他覚的所見を加味して診断します。

　例えば，細菌感染との判別は鼻汁の色調，粘度などから判断します（表2-2）。

② 小児の花粉症

● 小児のアレルギー診療に，焦りは禁物

　耳鼻咽喉科の診療では，年齢による診療の制限はありませ

表2-1　鼻閉の原因疾患

鼻腔外の原因によるもの	外鼻の奇形・変形（顔面骨骨折，鞍鼻など）
鼻腔内の原因によるもの	前鼻孔狭窄・閉鎖症 鼻前庭嚢胞 鼻中隔弯曲症・血腫・外傷 鼻内異物 急性・慢性・肥厚性鼻炎 鼻アレルギー，血管運動性鼻炎 急性・慢性副鼻腔炎，鼻茸 鼻壊疽・特殊性炎症 鼻・副鼻腔腫瘍（良性・悪性） 後鼻孔狭窄・閉鎖症
上・中咽頭に原因があるもの	アデノイド増殖症 上咽頭腫瘍 咽後膿瘍
生理的変化によるもの （鼻粘膜血管拡張が生じることによる）	飲酒降圧薬（ラウオルフィア製剤など），経口避妊薬（エストロゲン）などの薬物使用，月経など
鼻腔の拡大 （鼻腔内気流の乱れにより鼻腔塞感を生じる）	萎縮性鼻炎 鼻・副鼻腔手術後 鼻壊疽

（耳鼻咽喉科外来シリーズ 1. 鼻・副鼻腔外来：株式会社メディカルビュー社，
2, 平成 11 年）

表2-2　鼻汁の性状による分類

水様性（漿液性）	急性鼻炎（初期），アレルギー性鼻炎，鼻性髄液漏 血管運動性鼻炎
粘液性	慢性副鼻腔炎，慢性鼻炎
膿性（または粘膿性）	慢性副鼻腔炎（急性憎悪），急性副鼻腔炎，歯性上顎洞炎，悪性腫瘍，副鼻腔真菌症，鼻内異物
血性（または膿血性）	急性副鼻腔炎，歯性上顎洞炎，鼻内異物，悪性腫瘍，進行性鼻壊疽，副鼻腔真菌症

（耳鼻咽喉科外来シリーズ 1. 鼻・副鼻腔外来：株式会社メディカルビュー社，
3, 平成 11 年）

ん。もちろん，乳幼児も受診します。

　小児の花粉症は，発症機序は同じでも，体格もさることながら体力，免疫力ともに異なります。しかも，成人には無い成長力があります。これらの小児特有の特徴を考慮すると，小児の花粉症を診療する時には，成人とは違った配慮が必要となります。

　小児，特に乳幼児は自分自身の意思で耳鼻科を受診することはほとんどなく，大半は保護者が異常を察知して，保護者の意向で連れられて来院します。

　保護者から詳細に訴えや病状を聞き出して花粉症を疑ったとしても，鼻腔は狭く，内視鏡を用いないと正確な所見を得られない児がほとんどです。内視鏡を用いた視診に協力が常時得られるかというと，そうでもありません。

　しかも，乳児，幼児は皮膚反応が陽性あるいは特異的IgE抗体が陽性になっても発症しているとは限らず，発症していることを裏付けるのは容易ではありません。このような理由から，小児のアレルギー診療に焦りは禁物です。

　保護者に花粉症を見極めるための要点を説明して，話が理解出来る年齢の児には医師が直接，丁寧に説明，説得し，まずは生活や環境改善を目指します。

　その上で，抗ヒスタミン剤あるいは抗アレルギー剤を用いて，その効果からアレルギーの関与を判断しても遅くは無いと思います。

●スギ花粉症を発症する時期

　どのくらいの年齢になれば花粉抗原の検査が必要になるの

でしょうか。

　我々の調査では小児の場合，低年齢児ほど検出される抗原は，室内塵とりわけダニが多いのです。それに比較して増加傾向にあるとは言え，乳幼児の花粉抗原の陽性率は低く，花粉症は少数と言えます（図2-2）。

　花粉症の中でも皮膚反応陽性率が高率なのはスギ花粉ですが，スギ花粉の抗原皮膚試験陽性率は加齢とともに上昇し，成人の陽性率に近づくのは高校でした（図2-3）。

　一方，以前高率に認められたブタクサ花粉の陽性率は大きく減少し，加齢による上昇も認められませんでした。

　室内塵は小学校高学年で陽性率が成人に近く，その後の陽性率上昇は弱いという，横ばいの状態となります（表2-3）。

Dr. Endoのつぶやき

　これらの調査以後に，室内塵アレルギーを持つ学生患者さんの人が室内塵アレルギーを持たない人よりも，スギ花粉症が加齢とともに好発しやすいという報告や，発症が若年化しているという指摘があります。

　しかしながら，前項でも述べたように抗原皮膚試験陽性なら，アレルギー性鼻炎あるいは花粉症と診断して良いかと言うと，皮膚試験陽性はすなわち抗体を保有していることは確かですが，アレルギー性鼻炎や花粉症が発症していることを意味していません。

　したがって，視診のみ，アンケートのみの調査結果で

は正しい有病率とは言えません。

　学校検診は曖昧と言わざるを得ないのです。

　学校生活の中で私どもが花粉症を見出して，積極的に治療することは容易ではありません。

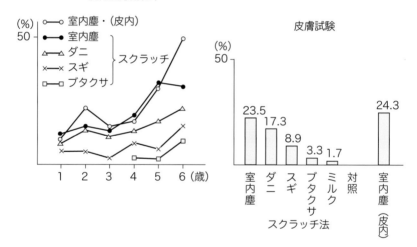

図 2-2　保育園児の抗原皮膚反応陽性率(東京都[かつての保谷市，現在は西東京市] 192 名，昭和 56〜57 年)

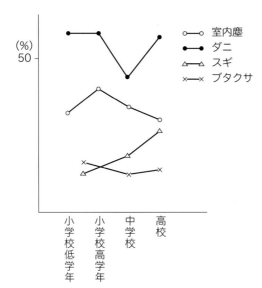

図 2-3　小児の抗原皮膚試験陽性率(山梨県某市 2,470 名，東京都某市 1,194 名，昭和 56〜57 年)

● 検診の通知が家庭へ届いたら，まずは受診を

　スギ花粉症の発症時期は花粉飛散期に限定されるので，春以外の季節に行う学校検診の視診のみで，スギ花粉症単独の人を発見することは困難です。

　また，中学生ともなると学業や部活動が多忙となり，花粉症の治療に時間を割けないのが現状ではないでしょうか。

　このように長期の治療を必要とする慢性疾患は，発見しても適切な時期に治療を開始できるチャンスはそれほど多くはありません。

　学業，部活動などを考慮すると，根治を目指すなら，小学校の高学年が治療開始の適切な時期と考えられます。

　集団検診では，抗原皮膚試験だけでなく，最終診断が可能

表 2-3　検診状況

少し古いのですが，昭和56〜57年に環境庁（現環境省）の委託業務として東京慈恵会医科大学耳鼻咽喉科学教室が委託を受け私の責任において，仲間の応援を受けて実施いたしました。検診の内容および対象者数は以下の通りです（このような調査，検診にご協力いただきました関係各位に現在も深く感謝しております）。

実施日	対象校・地区	対象例数	アンケート	日記	視診	細胞診	皮内	誘発	血清IgE
昭和56年4月22日	品川・小学校	616	○		○	○		○	
昭和56年11月18日	保谷・保育園	102	○		○	○	○※		◎
昭和56年1月22日	同上・保育園	90	○		○	○	○※		◎
昭和57年2月12日	塩山・高校	534	○	△	○	○	○※	○	◎
昭和57年3月18日	同上・小学校	184	○		○	○	○※	○	◎
昭和57年3月19日	同上・小学校	278	○		○	○	○※	○	◎
昭和57年3月10〜17日	同上・小中学校	1,474		△					
昭和57年5月4日	品川・小学校	578	○	△	○			○	

◎：無作為抽出　△：3月10〜17に実施　※一部皮内またはスクラッチ追加

検診内容

1. アンケート調査（訴え・生活環境等）
   保護者・被検者（小学校4年生以上）各々につき2回実施・アレルギー日記による追跡調査
2. 耳・鼻・咽頭視診
   鼻内所見・鼓膜所見は，ファイバースコープ併用
3. 聴力検査（オージオグラム・インピーダンスオージオグラム）
4. 身重・体重・頭蓋・外鼻形態計測
5. アレルゲン皮膚試験（皮内法・スクラッチ法）
   （室内塵，ダニ，スギ花粉，ブタクサ花粉，対照）
6. アレルゲン鼻粘膜誘発試験
   （室内塵，ダニ，スギ花粉，ブタクサ花粉，対照）
7. 鼻汁細胞診
8. 血清IgE抗体価測定（RAST）

な精密な検診も実施しました。その結果によると，大気汚染のない地域の小児は，皮膚反応が陽性でも発症していない人が多く，加齢とともに発症者が増加するが，増加率は大変緩やかでした（図2-4）。つまり，小児のアレルギー性鼻炎あるいは花粉症は視診またはアンケートのみでの診断は容易ではないという結論になります。

　また，昭和56 〜 57年当時に既に，アレルギー性鼻炎・花粉症候補生は想像をはるかに超えて存在していたことになります。

● 花粉症発症の低年齢化

「遺伝的要素が強く，低年齢ほど鼻は狭くて視野が取れない，

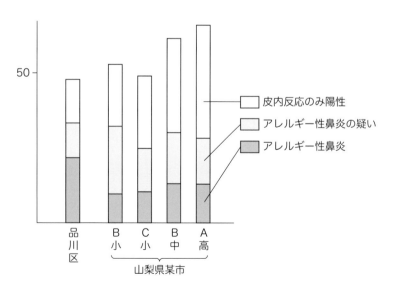

図 2-4　山梨県某市の小，中，高校の診断結果（アレルギー性鼻炎有病率）

話さないので，症状の把握が困難」という特徴を持つ小児の花粉症は，近年の調査で発症の低年齢化が盛んに提唱されています。

　そうであればなおさら，自身の判断で受診すべきではありません。低年齢児は症状も「鼻づまり＝いびき，口を開けて寝る」,「鼻水＝鼻をすする」,「くしゃみ，鼻のかゆみ＝鼻をこする」など，仕草から保護者の皆さんに見出していただかねばなりません。そのために学校保健では，定期的に健康診断が実施されていますが，健康診断において，アレルギー性鼻炎，ましてや花粉症を視診のみで見出すのは至難の技です。
　しかも，毎年診断して御家庭に通知してもプール前に一度受診するだけで，その後通院する児童は大変少なく，受診率・通院率は低いのです。その結果，十分な治療を実施できない現状にあります。
　また，小児は併発症・合併症が多いという特徴があり，しかも病態は急性疾患ながら治癒に導くことが難しいのです。そのため通院期間が長期となり，諦めてしまうケースも少なくありません。

3　合併症と悪化因子

●アレルギー疾患には，合併症がつきもの

　花粉症によらずアレルギー疾患，なかでも鼻の障害は併発症・合併症が多く見られます。

　このことは花粉症の診断を複雑にするだけでなく，重症化あるいは難治化をもたらします。

　花粉症症状に最も影響するのは，発症原因となる花粉です。

　もし，吸入される花粉量が同じで同一の個人であれば，同レベルの症状が出るはずです。ところが飛散花粉量と症状は常に比例するとは限りません。

　また，飛散量と吸入量も等しくはなりません。吸入する花粉の量が最も大きな要因ですが，アレルギーも，花粉症も個々の健康状態の他に，症状を増悪する身体的，心理的，環境的因子があるからに他なりません。

　鼻腔形態異常，合併症，大気汚染，プール水その他の環境，数々の考慮すべき因子があります。ここでは，それぞれの因子について紹介するので，日常の対策に役立てて欲しいと思います。

● 悪化因子は大気？大気汚染と花粉症の関係

　悪化因子の多くは環境の中にあります。

　検診を含めた疫学調査の結果では，アレルギー性鼻炎の相対危険度（悪化因子となる可能性）が高い因子は，人工栄養児，食事の好き嫌いあり，エアコンの使用，家に喫煙者がいる，密閉度の高い家屋などでした。

　原因が室内塵の場合は，抗原が室内に存在するため，この結果に納得がいくと思います。一方，花粉は屋外に主に存在しているので，違う因子を考えなくてはなりません。

　これらの調査では，年齢によらず，大気汚染地域の住民と定期的にスポーツをする人にアレルギーや花粉症が多いとい

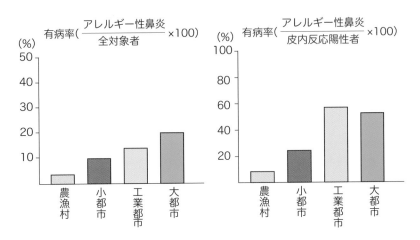

図2-5　地域特性とアレルギー性鼻炎(調査：昭和47〜56年，慈恵医大)

う結果になりました。

　スポーツでは，とりわけ水泳を行う方にアレルギー，花粉症が高率です。そこで，アレルギー性鼻炎，花粉症の人を地域別に分けて皮膚反応陽性率，陽性者中の無症状者，発症者の比率を求めました。

　結果は図2-5に示したように，アレルギー性鼻炎の全対象者に対する有病率は大都市，工業都市，小都市，農漁村の順に多く認められました。

　抗体を持つか，素因はあるが発症していない皮膚反応陽性者中，有症者の比率は工業都市，大都市，小都市，農漁村の順でした。

　この結果は，環境，とりわけ大気汚染が原因と考えられています。そこで，調査地の大気に含まれる二酸化硫黄(SO_2)濃度と有病率の関係を分析してみました。その結果は，副鼻腔

炎はSO_2濃度と全く相関を示しませんでしたが，アレルギー性鼻炎有病率はSO_2の濃度に比例して上昇するという正の相関が認められました。有病率は環境と，切っても切り離せない関係にあると言えます。

● 水泳と花粉症の関係？

　調査の結果，スポーツ，特に水泳による影響が浮上したので検討してみることになりました。

　検診の対象となった児童について，定期的に実行しているスポーツの環境別に水泳，屋内，屋外，非実行の4グループに分類します。

　それぞれのグループの鼻疾患有病率を比較検討すると，次の通りです。

　調査は，異なる2地区の学校A，B校を対象に行われました。結果，実際にアレルギー性鼻炎を発症している患者さんは水泳群に多く，屋外群では低いことが分かりました。

　これは，A・B校どちらにも見られる傾向でした。

　両校ともスイミングスクールに通う生徒の数，年齢分布はほぼ同じでした。

　そこで，A校には次年度に結果に基づいて治療の励行，運動時の衛生指導および健康管理について啓発，指導を行いました。一方，B校にはスポーツに関連した指導は一切行いませんでした。結果A校は，初回検診時と比較して追跡2年目には，水泳群のアレルギー性鼻炎，鼻炎の有病率が有意に低下しました。B校の追跡では図表上の有病率のパターンには追跡前後で差異を認めませんでした。水泳が疾病に影響していること

がはっきりと分かります。

　以上の結果により，アレルギーが関与する疾患であるアレルギー性鼻炎，花粉症は，いずれの疾患においても環境が発症や悪化因子となり得るとの結論に至りました。

● 抗原が複数ある場合（重複抗原）

　花粉症をはじめとするアレルギー性疾患は様々な抗原，疾患が重複，合併します。

　アレルギーの発症原因となる抗原が1種のみの人は，花粉の場合は花粉飛散期に一致して症状が見られるので，季節性と分けることがあります。

　一般には，1種の人はむしろ少なく，当地（品川区）では2種以上の人が多く認められます。

　例えば，花粉とダニでは，症状発現の期間が長期にわたり，通年性（非季節性）と判断され，ダニのみと判断されてしまう恐れがあります。この誤りを防ぐには問診の際に注意深く症状発現時期を確認する必要があります。

　この場合，抗原ごとに治療を考えるよりも両者並行して治療を行った方が，良い結果が得られるとされています。

● 合併症

　アレルギー性鼻炎とアレルギー性気管支喘息（アトピー型気管支喘息）は，同一患者で合併することが多く見られます。

　成人型気管支喘息は非アレルギー性の例が多いのですが，小児では，この合併が多く，アレルギー性鼻炎の治療が気管支喘息改善に寄与することも少なくありません。

　もし合併があれば内科，小児科と耳鼻科が協力して治療にあたれば良好な結果が得られると思います。とはいえ，これまで花粉症では，花粉のサイズの関係上，そのほとんどが鼻粘膜で捕捉され，気管まで到達しないと考えられていました。

　例えば，スギ花粉の粒径は20〜40μm，ダニの糞は10μm以下です。スギ花粉は物理的には下気道にはほとんど到達しないと考えるのが妥当とされてきました。

　ところが最近，スギ花粉の花粉表面に認められるオービクルと呼ばれる粒子にも抗原であるCry j1が存在し，スギ花粉の飛散とともにオービクルが多数空中に浮遊するとの報告が見られます。花粉1個当たり，どのくらいの抗原量になるかによって異なるものの，スギ花粉が大量に飛散すると気管支喘息の発症を起こす可能性があると考えなければなりません。

　現在はその飛散量が明確になっていませんが，当院の花粉観測の経験でも，患者さんの中にはスギ花粉大量飛散時に喘息を起こされる人が見られます(写真2-1)。

●花粉症は喘息とどう違うのか？

　花粉症は主に鼻粘膜がアレルギー反応を起こし，症状はほぼ鼻炎症状ですが，喘息は気管・気管支が反応の場です。

　原因となる抗原がどちらに留まるかで反応の場と症状が異なります。

　抗原が呼吸によって吸気とともに気道に侵入することがスタートであることは共通しています。しかし，吸入された抗原は，そのサイズによって到達する場が違います。

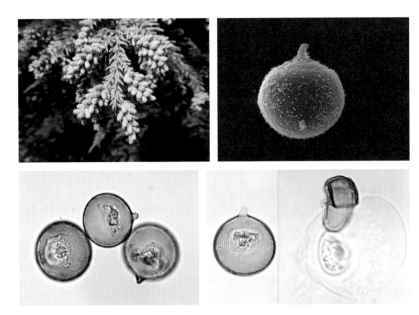

写真 2-1　**スギ花粉**
左上：11月のスギ雄花，右上：花粉症の走査型電子顕微鏡像
下：スギ花粉の光学顕微鏡像（正常花粉と割れた花粉）（光学顕微鏡像の写真は色
　　素で染めてあります）
花粉は脱皮しないと抗原として働かない（中村澄夫：顕微鏡 Vol42.1 2007）
（Allergen. 季節性・通年性アレルゲンとアレルギー性鼻炎. 坂倉康夫，佐橋紀男監
修. エーザイ発行. 協和企画編集・制作）

　　例えば，花粉はスギ花粉で30〜40μm，ブタクサで20μmで
すが，室内塵の抗原，例えばダニのフンは10μm以下です。
　　花粉サイズの粒子は上気道に捕捉され，肺にはほとんど到
達しません。

Dr. Endoのつぶやき

　喘息も花粉症も，どちらも原因である抗原を吸入しない事が最大の防御です。

　スギ花粉の外膜，顆粒状層のさらにその表面には，ユービッシュ体(Ubisch body)あるいはオービクル(orbiculu)と呼ばれる不規則な顆粒が散在しています。このオービクルの外層に抗原であるCry j1が存在することが示され，スギ花粉による喘息の可能性が示唆されています。私の経験では，大量飛散年には確かに，スギ花粉が原因と考えられる喘息の症例を診る機会が増えますが，オービクルのサイズを考えると，呼吸によって吸入されたとしても，鼻粘膜に沈着しないのではないかと思われます。スギ花粉による喘息症例が初めて報告されたのは，平成7年でした。以後，スギ花粉症と喘息の関連性が注目されています。花粉飛散期に肺機能検査で悪化を示す患者が約1割程度存在するとの報告がある一方，耳鼻咽喉科を受診したスギ花粉症患者18名の調査では飛散前と飛散中の呼吸機能検査で有意な変動は認められなかったとの報告も見られます。このような症例は確かに存在しますが，花粉症の中では多くはないと言えそうです。

　花粉症によるアレルギー性結膜炎では，ほとんどの人に目のかゆみ，流涙，充血などが認められます。必要に応じて眼科医との協力が大切です。

鼻副鼻腔で重要な合併症は，花粉症の場合，乾燥性の鼻前庭炎，鼻炎です。特にスギ花粉の飛散期前の冬に起こる乾燥性前鼻炎や鼻炎は飛散期の症状増悪に働くのみならず，花粉症と間違えて抗アレルギー剤を用いるとかえって長期化，悪化をもたらすので要注意です。

　乾燥による炎症は目にも起こり，多くの人が花粉症と間違えるのでご注意下さい。

　アレルギー性鼻炎，花粉症に最も合併頻度が高いのは副鼻腔炎です。もし合併していれば治療は重要です。

　副鼻腔炎は感染でもアレルギーでも起こります。両者を合併していることも少なくありません。まず，そのどちらが原因であるかを確かめる必要があり，確認後に，原因に沿って治療することが大切です。

　また，好酸球性副鼻腔炎は花粉症のアレルギーとは異なったメカニズムで，喘息と共通点が多いと言われ，多くの免疫細胞とサイトカインが関わるII型炎症が関わると言われています。治療は吸入ステロイド剤，手術となります。

　鼻粘膜が肥厚したことによる鼻内形態異常では，単純性鼻炎であればボスミンによって減張するか否かで区別できます。うっ血性か肥厚性か，またはこれが慢性で不可逆化しているかは，消炎剤，血管収縮剤を用いて，その効果の有無から判断します。

　これらが原因で慢性的，不可逆的鼻閉が起こってしまった症例に対しては，粘膜を切除することによって鼻閉を解消する手術が行われます。

　この場合，アレルギーについても鑑別の上，加療は必須です。

　鼻中隔の弯曲によって起こる物理的かつ強い苦痛を伴うような鼻閉に対してはアレルギー治療を継続しつつ，外科的な手術を施すことになります。

　鼻粘膜の肥厚と収縮は自律神経によって制御されていますが，この神経系が何らかの刺激により乱れることによって症状の悪化がもたらされます。こうした人には自律神経の機能を正常に戻すための治療として自律訓練などを行います。

●食べ物との関係

　口腔アレルギー症候群とは，何らかの食材による口腔内の反応のことで，昭和62年にAmlotらによって提唱されました。

　その後，花粉との交差反応性により新鮮な果物や野菜を摂取した際に生じるアレルギー反応であることが分かり，この反応を花粉－食物アレルギー症候群(pollen-food allergy syndrome：PFAS)と呼ぶようになりました。PFASは，野菜や果物が口腔粘膜に接すると，その直後から数分以内に口腔，咽頭，口唇粘膜の刺激感，かゆみなどが生じます。

　多くの場合，口腔内に限局し，自然に消退しますが，時に重篤な全身症状を呈することがあります。

　現在までに，表2-4に示す報告があります。

●睡眠時無呼吸症候群

　睡眠時無呼吸症候群とは，主に睡眠中に気道が狭くなることによって無呼吸状態(10秒以上呼吸が止まること)といびきを繰り返す病気のことです。

　成人男性の3 ～ 7%，成人女性の2 ～ 5%に見られます。

表 2-4　花粉との共通抗原性が報告された主な果物・野菜

花粉	果物・野菜
シラカンバ	バラ科（リンゴ, 西洋ナシ, サクランボ, モモ, スモモ, アンズ, アーモンド）, セリ科（セロリ, ニンジン）, ナス科（ポテト）, マタタビ科（キウイ）, カバノキ科（ヘーゼルナッツ）, ウルシ科（マンゴー）, シシトウガラシ
スギ	ナス科（トマト）, ウリ科（メロン, スイカ）, マタタビ科（キウイ）
ヨモギ	セリ科（セロリ, ニンジン）, ウルシ科（マンゴー）, スパイスなど
イネ	ウリ科（メロン, スイカ）, ナス科（トマト, ポテト）, マタタビ科（キウイ）, ミカン科（オレンジ）, 豆科（ピーナッツ）など
ブタクサ	ウリ科（メロン, スイカ, カンタロープ, ズッキーニ, キュウリ）, バショウ科（バナナ）など
プラタナス	カバノキ科（ヘーゼルナッツ）, バラ科（リンゴ）, レタス, トウモロコシ, 豆科（ピーナッツ, ヒヨコ豆）

（鼻アレルギー診療ガイドライン 2020）

　睡眠が妨げられることによって日中の事故などに繋がりやすいため問題となっています。

　花粉症，アレルギー性鼻炎は疫学調査によると国民の30〜40%もの有病率ですから，睡眠時無呼吸症候群と合併することも，原因となる可能性もあります。

　しかし，花粉症やアレルギー性鼻炎，特に花粉症は恒久的に気道閉塞をきたすことはないので，花粉症のみで睡眠時無呼吸症候群を起こすことは少ないと思います。とはいえ，悪化因子であることは間違いないと言えるので，両疾患の関わりについては，診断・治療に際して慎重に判断する必要があります。

第3章 花粉症・アレルギー性 鼻炎診断のための検査

問診では?

症状，既往歴，家族や生活圏内のことも確認

検査の種類

アレルギーの有無を調べたり，抗体や治療効果の検査がある

1 アレルギーか否かの鑑別に必要な検査

● 何が原因かを，知ることが大切

　花粉症は単独であれば，原因となる花粉が飛散する季節にアレルギー症状が発症します。したがって，いつ季節症状が出るか分かれば，医療関係者でなくとも症状から疑うことは容易です。

　しかし，実際の花粉症の人のうち単独の花粉が原因であるという人は大変少なく，多くの人は複数の原因があったり，合併症に罹患している可能性が高いのです。

　これらを見落とすことなく診断するとなると，必ずしも診断が容易な症例ばかりとは限りません。そこで，花粉症は表3-1のような手順で診断します。

● 問診で聞くべきこと

　問診する際は，まず患者さんが一番困っている症状は何か，を把握します。必ずしも主症状とは限りません。そこで，普段と違う症状を全て聞き出します。

　その上でそれぞれの起始や経過をお聞きします。

　これらが揃うとおおよその見当がつきます。

　そうしてさらに，真の病気にたどり着くための問診を続けます。

　これまでに患った病気，アトピー性皮膚炎や気管支喘息，とりわけアレルギー性鼻炎などのアレルギー疾患が既往にあれば，花粉症の可能性が大きくなります。

　次に家族歴を聞きます。遺伝的要素の強い花粉症は高確率で家族に花粉症やアレルギー性疾患の人がいるからです。

　最後に重要なことは，誕生から来院までの転居歴，および可能なら職歴，現在の通学・通勤経路など日常の行動や行動範囲を把握することです。これらは患者さんの周辺にいかなる植物や動物が存在するかを確認するために必要かつ重要です。

　初診時の聞き漏らしを少なくするために医療機関ごとに問診票を作成している施設が少なくありません。

　日本耳鼻咽喉科免疫アレルギー感染症学会が発行している，鼻アレルギー診療ガイドライン2020（改訂第9版）からは，表3-2のような問診票が入手できます。また，治療効果の確認のために，対象患者の皆さんに症状日記（図3-1）の記載をお願いすることもあります。

表3-1　診断に役立つ臨床検査

鑑別に必要な検査	・問診 ・鼻鏡検査（視診・内視鏡） ・鼻・副鼻腔X線検査 ・鼻汁細胞診（好酸球検査） ・血液一般検査
アレルギー性の診断に必要な検査	・非特異的抗体測定（IgE-RIST） ・皮膚反応試験
抗原の確定に必要な検査	・特異的抗体測定（IgE-RAST） ・抗原鼻粘膜誘発試験
抗原確定・治療効果測定などに必要な検査	・性格・心理テスト ・ヒスタミン遊離試験 ・鼻腔通気度検査

● 内視鏡を用いた視診

　鼻粘膜の色調，肥厚，浮腫の所見について同じ条件で判断するためには，視野の明るさと見える範囲が等しい必要があります。

　そこで，視診には必ず耳鼻内視鏡を用います。これを用いることによって，視診の際に検査室の明るさにかかわらず視野の光量を一定にでき，いつ，どこで行った視診でも所見の比較が可能となります。

　粘膜の色調や浮腫などが同じ条件で見ることも大事です。

　内視鏡を鼻腔に挿入すれば，鼻中隔の弯曲を正確に判断でき，後方に隠れている鼻茸なども見落とすことがなくなります（写真3-1）。

　上咽頭の視診が必要な場合には，鼻腔の塗布麻酔を追加すれば，容易に観察可能です。

表3-2　アレルギー性鼻炎の問診票

この問診票は治療に際して参考となるものです。あなたに満足のいく治療が得られるためによろしくご記入ください。

質問に対しては｛　　｝内のあてはまるものを○で囲み，（　　）内には適当な言葉を記入してください。

記入日　　　年
氏名　　　　　　　　年齢（　　）　　性別｛男，女｝

1．現在の症状について教えてください。
①くしゃみ回数｛連続して起こる場合は1回として｝
　｛ア．21回以上　イ．11〜20回　ウ．6〜10回　エ．1〜5回　オ．0回｝
②鼻かみ回数｛連続してかむ回数は1回として｝
　｛ア．21回以上　イ．11〜20回　ウ．6〜10回　エ．1〜5回　オ．0回｝
③鼻づまり
　｛ア．1日中完全につまる　イ．非常に強くて口呼吸をかなりする
　　ウ．強くて口呼吸を時々する　エ．少しつまるが口呼吸はない　オ．ない｝
2．これまでにこれらの症状に対して治療を受けたことはありますか。
　｛ア．ない　イ．市販薬　ウ．医療機関｝
　　期間は（　　　　　　　　　　　　　　）
3．年間を通して症状は変化しますか。
　｛ア．1年中同じ　イ．1年中あるが季節で変化する　ウ．ある季節だけ症状
　　が出る｝
4．3でイと答えた人に尋ねます。症状が悪化する月に○をつけてください。
　｛1，2，3，4，5，6，7，8，9，10，11，12月｝
5．3でウと答えた人に尋ねます。症状が現れる月に○をつけてください。
　｛1，2，3，4，5，6，7，8，9，10，11，12月｝
6．症状の始まったのは何歳からですか。
　（　　　）歳
7．今までアレルギー性の病気にかかったことがありますか。
　｛ア．気管支喘息　イ．アトピー性皮膚炎　ウ．じんましん　エ．薬のアレルギー｝
8．かぜ薬を飲んで眠くなったことはありますか。
　｛ア．ある　イ．ない｝
9．以前に治療されたときの薬の名前がわかれば記入してください。
　その薬には満足しましたか｛ア．はい　イ．いいえ｝　（　　　　　　　　　　　）

（鼻アレルギー診療ガイドライン2020）

令和　年　月

日付　天候		日			日			日			日			日			日			日		
時　刻		朝	昼	夜	朝	昼	夜	朝	昼	夜	朝	昼	夜	朝	昼	夜	朝	昼	夜	朝	昼	夜
症状	くしゃみ																					
	鼻みず																					
	鼻づまり																					
	嗅覚異常																					
	日常生活の支障度																					
	眼症状　かゆみ																					
	涙																					
治療	くすり																					
	その他																					
その他	そのほかに気づいたこと																					
	今週のぐあい		非常によかった　　　よかった　　　少しよかった　　　変わらなかった　　　悪かった																			

図 3-1　アレルギー日記・記入欄

（鼻アレルギー診療ガイドライン 2020）

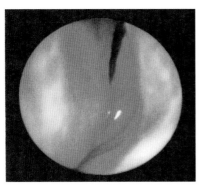 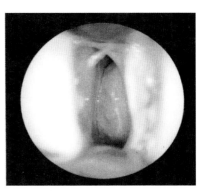

写真 3-1　アレルギー性鼻炎・花粉症の内視鏡所見
左：正常鼻内所見
右：アレルギー性鼻炎の鼻鏡所見
（Allergen. 季節性・通年性アレルゲンとアレルギー性鼻炎. 坂倉康夫、佐橋紀男監修. エーザイ発行. 協和企画編集・制作）

● 鼻副鼻腔X線検査

　鼻腔形態の異常を把握でき，鼻副鼻腔病変の有無が確認できます。副鼻腔の気胞化の程度から，副鼻腔の慢性炎症の程度，経過を測ることもできます。

　診断治療上，臨床の場では必要な検査です。大学病院では，CTがルーチンになっていますが，医療施設の全てがCTを備えているわけではないので，副鼻腔病変を見落としなく判別できる方法としては，X線検査が良いと考えまが，鼻副鼻腔のX線検査は集団検診において実施するのは様々な理由で困難です。

● 鼻汁細胞診での，鼻汁好酸球検査

　鼻汁または涙液を採取し，これらの細胞診によってアレルギー性および炎症性病変の有無が判定できます。

　鼻粘膜に病変が生じると種々の細胞が鼻汁中に漏出してきます。細胞診はこれらの細胞を観察して鼻粘膜の病態を知ることを目的に行われます。

　アレルギーの検出は好酸球や好塩基球が目安となり，白血球の増多が認められれば，感染症の存在が疑われます。

　判定に個人差が出やすいので，あらかじめ基準の鏡検所見を図のような画像にして判定しています(写真3-2)。

　下鼻甲介粘膜を綿棒で軽く擦過して，鼻腔内の貯留鼻汁を採取，鼻汁塗抹標本を完全に乾燥させた後，95％メタノールで1〜数分間程度浸漬して固定し，Hansel染色液で染色して鏡検します。

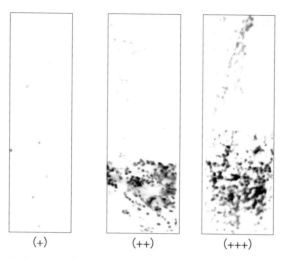

(+)   (++)   (+++)

写真 3-2　鼻汁細胞診

● 非特異的抗体測定(IgE-RIST)

　体内の特異的IgE抗体の総量が分かる検査です。

　最近はこの検査の有用性に疑問を呈する人もいますが，アレルギー性の有無あるいは素因の有無を判断する場合，一定程度役立ちます。

　数値はアレルギー性鼻炎，花粉症以外に気管支喘息，アトピー性皮膚炎，寄生虫感染症，急性肝炎，慢性肝炎，肝硬変，原発性肝癌，膠原病，多発性骨髄腫(IgE型)などでも上昇します。一方，減少する疾患にIgE骨髄腫以外の骨髄腫，マクログロブリン血症，低γ-グロブリン血症，慢性リンパ性白血病などがあります。

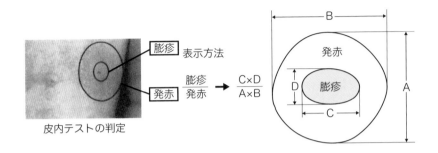

皮内テストの判定

膨疹 表示方法

膨疹/発赤 → $\dfrac{C \times D}{A \times B}$

写真 3-3　皮膚テスト

（皮膚テストの手引き　日本アレルギー学会 2021）

2 抗原の確定に必要な検査・抗原同定検査

● 抗原皮膚試験

発症原因となる抗原候補を検出するための検査です。

季節によるルーチンの抗原に病歴，生活環境や居住歴から候補を選択することによって，候補をできる限り絞って検査を行います（写真3-3）。

この検査は安価でかつ短時間で結果を直接確認できる利点があり，皮内テスト，スクラッチテスト，プリックテストの3方法があります。

これらの検査では，実施に先立って，結果に影響を及ぼす薬剤をあらかじめ中止して行う必要があります。

およその中止期間の目安を表3-3に示します。

当院では必要最小限かつ確率の高い手法を選択して実施します。

表3-3　皮膚テストに際しての各種薬剤の中止期間の目安

薬剤	中止期間
経口第 1 世代抗ヒスタミン薬	3 〜 5 日
経口第 2 世代抗ヒスタミン薬	3 〜 5 日
抗ロイコトリエン薬	不要
抗プロスタグランジン D_2・トロンボキサン A_2 薬	不要
経口ステロイド薬 10 mg 未満	不要
10 mg 以上	3 週間
鼻噴霧用抗ヒスタミン薬	不要
鼻噴霧用ステロイド薬	不要
テオフィリン	不要
ステロイド軟膏（検査部位）	1 週間

（鼻アレルギー診療ガイドライン 2020）

表3-4　アレルギーの検査成績の程度分類

程度 検査法	⧾	⧺	＋	±	−
皮内 テスト	紅斑 41mm 以上 または 膨疹 16mm 以上	40 mm 〜 20 mm 15 mm 〜 10 mm	40 mm 〜 20 mm 9 mm 以下	−	19 mm 以下 9 mm 以下
鼻誘発 試験*	所見 3 つ 特にくしゃみ 6 回以上	所見 3 つ	所見 2 つ	所見 1 つ	0
鼻汁 好酸球	群在	(⧾) と (＋) の中間	弱拡で 目につく程度	強拡大 で確認	0

*所見 3 つ：①くしゃみ発作・鼻瘙痒感，②下鼻甲介粘膜の蒼白・腫脹，③水様性
　　鼻汁

（鼻アレルギー診療ガイドライン 2020）

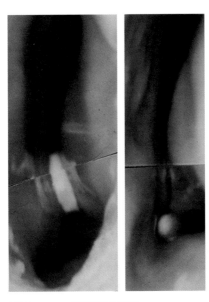

写真 3-4　鼻粘膜の変化
鼻粘膜抗原誘発試験を行った際の変化
左：誘発前
右：誘発後

● 血清特異的IgE抗体測定

　発症に関わる抗原を特定するために行います。

　この検査は検査室か検査センターに依頼する簡便さ，採血ができればいつでも実施でき，薬剤中止の必要もないという利点があります。一方，高価な上に，迅速キット以外だと結果を得るのに数日を要するという欠点があります。

　また，皮膚テストに比べ，感度と特異度がやや低い傾向があり，特に総IgE値が高い症例では特異的IgE陽性が必ずしも

臨床的に重要でない場合があるとの指摘もあります。

　皮膚テストと併用することによって精度を上げ，患者さんの負担軽減を図っています。

● 抗原鼻誘発試験

　発症抗原の候補に挙がった抗原を含んだディスク，エキスなどを用いて検査を行います。

　鼻粘膜に接触させ陽性になれば，発症抗原と確定します(写真3-4)。

　市販品はハウスダスト用とブタクサ花粉用しかなく，これ以外の抗原については，市販のエキスを使うか自作しなければなりません。

3 抗原確定・治療効果判定などに必要な検査

● 鼻腔通気度検査

　鼻腔の閉塞の度合いと通気性を定量的に測定する検査です。鼻閉の程度を客観的，定量的に測定することによって，症状のレベル，治療経過・効果の判定等に役立ちます。

　Anterior法(図3-2)，音響鼻腔計測法(acoustic rhinometry)，液晶鼻息計などの方法があります。

● ヒスタミン遊離試験

　誘発試験で抗原の確定ができない時，鼻粘液に接触させることなく抗原の特定が可能です。

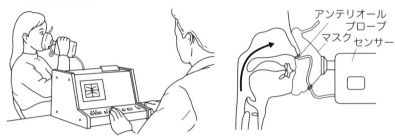

鼻腔通気度測定　　　　　　　　　　　マスクを用いた Anterior 法

アンテリオール
プローブ
マスク　センサー

図 3-2　鼻腔通気度測定（Anterior 法）
（鼻・副鼻腔外来 . 耳鼻咽喉科外来シリーズ 1 1999. メディカルビュー社）

　前述したように，血清特異的IgE抗体測定は生体が特定の抗原に感作しているかどうかの指標です。つまり，その抗原がアレルギー症状の原因になっているかの特定はできません。抗原を特定するためにはこれを負荷して反応を見る必要があります。

　鼻であれば鼻粘膜抗原誘発試験を行います。

　ところが，誘発に必要なディスクはハウスダストとブタクサの2種しか市販されていません。鼻に関しては，詳細な問診と検査所見を総合的に判断しているのが現状です。

　ヒスタミン遊離試験は末梢血好塩基球上の抗原特異的IgE抗体に抗原を反応させて遊離されるヒスタミンを測定するので，接触を必要としません。

　特異的IgE抗体測定と比較すると感度はやや劣るものの，生体内で起こる即時型反応に最も近いと考えられています。

　ヒスタミン遊離が起こらないIgE抗体を介したlow-responder

では診断が困難ですが，血液検体を使用するので，重度の喘息，アトピー性皮膚炎などを合併している人にもリスクなく行えます。

　また，免疫療法の効果を確認する上での指標となります。

●性格・心理テスト

　症状は花粉症に類似しているにも関わらず，検査で何ら陽性所見が得られない時，心因や自律神経機能異常の有無を判断します。

第4章 花粉症の疫学

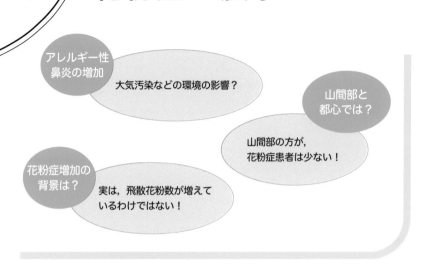

アレルギー性
鼻炎の増加

大気汚染などの環境の影響?

山間部と
都心では?

山間部の方が,
花粉症患者は少ない!

花粉症増加の
背景は?

実は,飛散花粉数が増えて
いるわけではない!

① 日本全体で見る,花粉症

● アレルギー性鼻炎は増えているか

　慈恵医大では,小児(小・中学生9,573名)を対象に昭和28年から昭和40年まで副鼻腔炎の疫学調査を続け,都市より地方に副鼻腔炎が多いことを明らかにしました。

　さらにその原因を栄養状態,特にタンパク摂取量の違いによるものと指摘し,昭和47年から昭和57年にかけては小児の副鼻腔炎やアレルギー性鼻炎などの鼻疾患について調査を実施しました。

　この調査では,それまでの視診とアンケート中心の検診から,臨床上必要と考えられる臨床検査を可能な限り導入して実施しました。

　対象となったのは，関東から東北の6地区における幼稚園児から高校生までの9,401名で，アンケート回収数7,422通（回収率78.9%），健診受診者数6,977名（受診率73.6%）という現在では考えられないほどの協力が得られました。

　その結果，保育園児の発症者は少ないものの室内塵皮膚反応陽性率が高いこと，加齢とともに皮膚反応陽性率が上昇すること，花粉ではブタクサよりスギの方の陽性率が高いこと，などが分かりました。

　昭和28年からの疫学調査結果を加味して分析すると，農村の副鼻腔炎が大きく減少して，都市のアレルギー性鼻炎が急増していることを見出し（図4-1），増加には大気汚染をはじめとする環境の影響が大きいとの結論に達しました。

　この研究成果は，環境庁（現在の環境省）の知るところとな

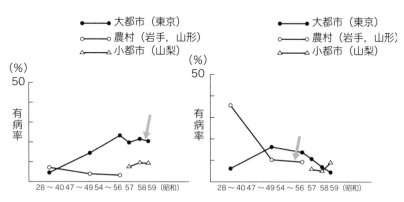

図4-1　鼻副鼻腔疾患の変遷（昭和28〜59年）
左：アレルギー性鼻炎
右：副鼻腔炎

り，昭和54年から昭和60年までは環境省の支えによって調査，研究を継続することができました。

　それが大気汚染健康影響調査―鼻アレルギーの成因に関する臨床疫学的研究―です。慈恵医大の他に4大学耳鼻咽喉科（東北大学，杏林大学，名古屋市立大，鹿児島大学）および公衆衛生学教室（東北大学）に協力を仰ぎました。

　1都5県の6 〜 13歳児4037名を対象に検診を行い，「大気汚染を始め都市化に伴う環境（例えば住環境や生活様式など）変化が鼻アレルギーの危険因子のひとつとなっていることが示唆されたが，これだけで鼻アレルギーの急増や有病率の地域差がもたらされたとは言い切れない」との結論に達しました。

　この調査結果は，花粉症のさらなる調査・研究に繋がっています。

● 花粉症は増えているか

　前述の調査によって，アレルギー性鼻炎，すなわちアレルギーの発症には，環境因子が影響する可能性が極めて高いことが伺われました。

　それでは，発症機序が同じアレルギーでも，原因が異なる花粉症はどうか？という疑問が生じるのは自然の流れです。

　そこでまず，過去の文献を調査しました。

　昭和45年以前の臨床統計報告を渉猟した形浦　昭克氏の報告によると，皮内反応で最も陽性率が高いのはほとんどの施設で室内塵であり，花粉はほとんどがブタクサで，スギ花粉がブタ

クサ花粉より高い結果が報告されたのは1施設のみでした。

　つまりこの時期まではスギ花粉症をはじめとして花粉症が増えているという傾向は認められていなかったです。

　「それなら昭和40年から以後の当科の精査を」と考えてアレルギー外来受診者の臨床統計的検討を行いました。

　その結果，患者数は昭和60年頃までは急激に増加したもののその後は横ばい状態にあり，疫学調査では後副鼻腔炎の急激な減少，軽症化とアレルギー疾患の増加傾向を認めたのです。スギ花粉症は確かに増えましたが，現在は緩やかに増えていて，近年は高齢化，低年齢化が進んでいる状況が指摘されています。

　東京都が10年ごとに行っている調査でも，都内の推定有病率は増加しており，調査対象とした1区2市と全体の推移についても，同様の傾向が認められます（図4-2）。

　調査対象区市間でのスギ花粉症推定有病率は，第3回の調査と同様にほとんど差が見られませんでした。

　外来では，スギ花粉症以外の花粉症が急増している気配は認められていません。

　一般住民の間では花粉症は増え続けているものの，医療機関の患者数はその医療機関の受け入れ可能な数に限度があるので，外来統計ではスギ花粉症の急増は認められないという結果でした。

● なぜスギ花粉症が増えたのか

　スギ花粉の大量飛散年に外来には多くのスギ花粉症患者さんが来院されますが，当院においては花粉症全体が年々急増

しているというわけでもありません。とはいえ疫学的には,（例えば私どもが現場を担当させていただいた東京都の調査でも），確かにスギ花粉症の有病率は増加していました。

　また，発症が若年化していることが伺えました。では，有病率増加の原因は一体何なのでしょう。

都内のスギ花粉症推定有病率の推移

	第1回調査	第2回調査	第3回調査	第4回調査
調査年度	昭和58～62年度	平成8年度	平成18年度	平成28年度
推定有病率	10.0%	19.4%	28.2%	48.8%

（各回の調査では有病判定の基準や推計方法に一部変更点があるため、推定有病率の変化を単純に比較することはできない。）

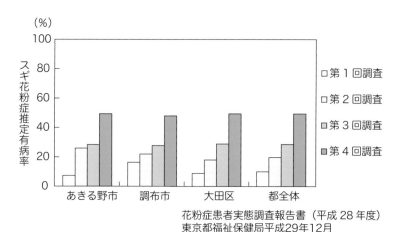

花粉症患者実態調査報告書（平成28年度）
東京都福祉保健局平成29年12月

図 4-2　都内のスギ花粉症推定有病率の推移

2 なぜスギ花粉症は増加した？

● 飛散花粉が増えたからではない！

　スギ，ヒノキ花粉の飛散について，全国の飛散数を継時的に集計，分析した報告や情報はなく，国内全体の状況については明確ではありません。

　当院がある品川では，昭和59年から飛散花粉の観測を始めており，この観測結果では，スギ花粉もヒノキ花粉も年度ごとの差が大変大きく，一定の傾向はありません（図4-3）。

　スギ花粉は昭和の最後から増え出して平成17年にピークを迎え，その後減少に転じているように見え，その一方，ヒノキ花粉は平成30年にピークを迎えています。

　少なくとも当院の観測においては，花粉が年々増加している結果は得られませんでした。

　一方で有病率が上昇しているということは，花粉の増加だけが原因ではないということをあらわしています。

● 遺伝素因を持つ人が増加した可能性

　平成9年からの文部科学省総合研究（スギ花粉症克服に向けた総合研究）において実施した一般住民の集団検診では，皮膚反応陽性率いわゆる感作率にすでに地域差が認められました。素因者比率，飛散花粉数，環境因子のいずれの影響が大きいのか皮膚反応陽性率の比較だけでは結論は得られませんでした。

　皮膚反応陽性者を素因者と考えれば，元来我々の想像を超

61

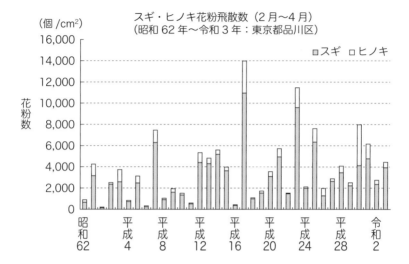

図 4-3　**スギ・ヒノキ花粉飛散数**
年度ごとの差が大変大きく，一定の傾向はない。

える素因者が存在して，何らかの理由や悪化因子によって発症者が増加したため，疫学調査では花粉症が増え続けているように見えているとも考えられます。

● スギ花粉症が増加したのは慢性疾患で難治だから

　現在，実用化されている薬剤により対症的な効果が期待できても，根治に至ることはありません。

　そのため，投薬は自然寛解するまで続けるのが一般的です。

　しかし，自然寛解する可能性は大変低く，長期に連用しなければなりません。しかし，連用によって効果が減弱する薬剤もあり，これらは患者さんが外来にあふれる理由になりま

す。根治が望める唯一の治療は特異的減感作療法のみですが，治療期間が長期にわたるため，我々の調査によると普及率は5%に過ぎません。治癒を諦めた人も多数存在すると考えられます。

発症者が増加しても，治癒，すなわち減少する率が低く，見かけ上で増加しているとも考えられます。

この問題については，平成6年と平成7年に，当地の6医療機関と全国の薬局・薬店65店舗に協力を求め，花粉症患者の皆さんの発症初期からの受療行動についてアンケート調査を試みました。

実はこの2年は，当地の測定でスギ・ヒノキ花粉は年間で，平成6年には274個/cm^2，平成7年には7,454個/cm^{2}でした。実に27倍の差があったわけです。

それにも関わらず，患者の皆さんの受療行動，購買行動にほとんど変化はなく，大半が放置・購買と回答していました。

その一方，患者の皆さんの受療行動が全体の19%から26%に増えただけで耳鼻科の患者数は4倍に増えました。

これにより，患者の皆さんの意識とともに**医療側の受け入れ体制にも問題がある**という結論が導きだせます（図4-4）。

その後の平成28年の調査でも，患者の皆さんの受療行動は飛散花粉数に左右されることはなく，全体のおよそ6割が受診していないという結果でした（図4-5）。

● 環境

室内塵アレルギーに認められたように，欧米式の生活，人口の都市集中，大気汚染をはじめとする環境汚染などが花粉

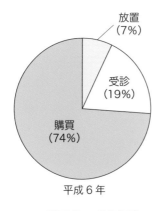
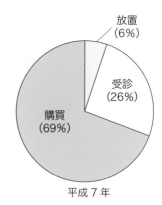

平成 6 年 　　　　　　　　　 平成 7 年

図 4-4　購買者の受療行動

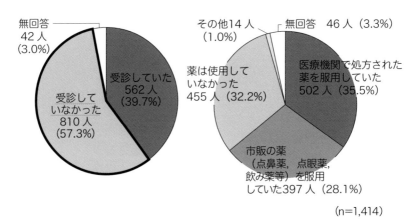

(n=1,414)

図 4-5　平成 28 年の医療機関の受診の有無
東京都福祉保健局『花粉症患者実態調査報告書』(平成 29 年度 12 月)

症の発症因子，増悪因子，難治化の要因となっている可能性
があります。
　環境の影響を疫学的に探究するには，環境が大きく異なる

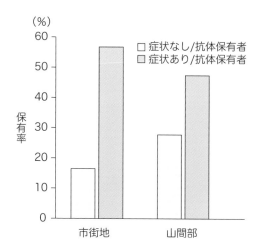

図4-6 市街地と山間部の調査結果

も飛散花粉数に大きな差がでない場所で，かつ同じ時期に調査を行わなければなりません。

　某市の市街と山間部（両者は10km以内）の住民の皆さんの協力を得て，1日で両地の調査をいたしました（図4-6）。皮膚反応陽性すなわち抗体保有者とすると，保有者中の発症者は明らかに市街地に多く，症状が出ていない人の比率は山間の方が明らかに高率でした。何らかの環境因子の存在があることはほぼ疑いようがありません。

　さて，スギ・ヒノキ花粉症も少なからず環境の影響を受けるようだったので，調査を広域にて行うことになりました。

　調査地は国内8地区（東京・京都北区・京都上京区・奈良・和歌山・兵庫・宮崎・鹿児島），中国2地区（上海・福建省），調査は平成9年から平成11年に実施しました（図4-7）。

集団検診内容

```
1. 調査票による問診
2. 内視鏡を用いた視診
3. 鼻汁細胞診
4. 抗原皮膚試験（皮内テスト）：ハウスダスト，スギ，対照
5. 抗原鼻誘発試験：スギ
6. 血清総 IgE 値測定
7. 血清特異的 IgE 抗体価測定（ダニ，スギ，ヒノキ，ブタクサ）
```

診断基準

	IgE抗体	皮内反応	鼻誘発	鼻内所見	症状	鼻汁好酸球
花粉症	+	+	+	+	+	+〜−
	+	+	+	+	−	+
	+	+	+	−	+	+
花粉症疑い	+	+	+	−	−	−
	+	+	−	−	+	+〜−
	+	−	+	−	−	+
	+	−	−	+	+	+
抗体保有のみ	+	−	−	−	−	−
	−	+	−	−	−	−

図 4-7　**スギ花粉症は何処に，どの位いるの？**
文部科学省委託：スギ花粉症克服に向けた総合研究（平成6年〜平成12年）

　対象者11,172名，アンケート回収率76.7%（8,566通），検診受診者2,446名，受診率28.6%でした。
　検診は従来同様，臨床上必要な検査を全て実施しました。各地住民のスギ花粉に対する抗体保有率を比較すると，スギ花粉の少ない上海が低いのは当然として，福建省の山間部で

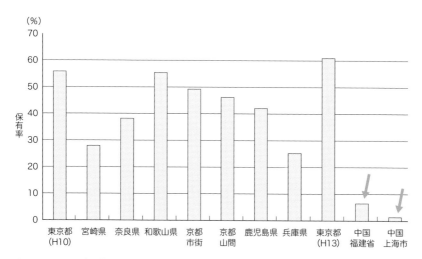

図 4-8　スギに対する抗体を持つ人はどの位？（スギ抗体保有率）
　　　　（文部科学省委託：スギ花粉症克服に向けた総合研究）

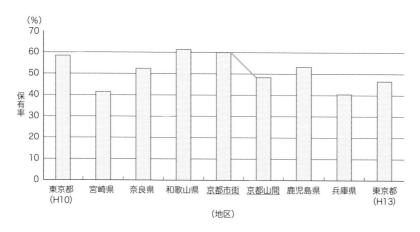

図 4-9　症状のある人はどの位？（スギ抗体陽性者の有症者の比率）
　　　　（文部科学省委託：スギ花粉症克服に向けた総合研究）

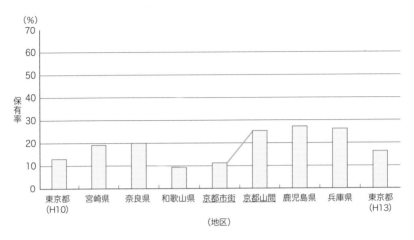

図 4-10　スギ抗体陽性者の無症状者の比率
抗体を持つのに症状のない人は郊外に多かった。
（文部科学省委託：スギ花粉症克服に向けた総合研究）

　は日本スギに対する抗体保有者が相当数認められ（図4-8），発症率は市街地に高く，郊外に低いことも分かりました（図4-9）。

　その一方，抗体を保有しながら症状のない人は郊外に多く，市街地に少ない傾向が認められました（図4-10）。

　以上のことから，花粉症の成立には，都市化に伴う環境の中には飛散花粉数以外に何らかの因子が存在するとの結論に至りました。

第5章 花粉の観測

| 花粉観測って？ | 空気中の花粉を数え，診療に役立てる！ |

| 観測の歴史 | 平成12年前後から，気軽に検索できるように |

| 観測方法は？ | 落下法（ダーラム法）と自動計測法がある |

1 花粉観測の重要性と，その方法

● なぜ，花粉観測をするのか？

　花粉症の重症度，治療の効果は，花粉量が明確でなければ，正確に判断，評価できません。

　また，花粉症の環境因子の存在と，その影響の程度を判断・評価するために，花粉の観測が必要と考えました。

　花粉は花芽でつくられ，開花すると空中に放出されます。その後空中に浮いているのではなく，質量があるので一定の速度で落下し，同時に空気の流れに乗って，飛散します。

　そのため，飛来する花粉を採集してこれを計測すれば，量的評価が可能となります。

　私はある薬剤のスギ花粉症に対する臨床評価試験のために

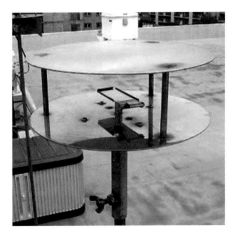

図5-1　ダーラム型花粉捕集器
径23cm・高さ7.6cm・支柱は3本
地上1mが理想とされている。
(昭和21年：Durham. アメリカ)

　薬効評価上必要に迫られてスギ花粉の観測を始めました。

　全くの未経験者がいきなり高度な測定方法を取ることもで
きず，最もポピュラーな落下法を選択し，昭和59年から観測
を始めることができたのです。

　花粉観測には重力降下により落下花粉を捕集するダーラム
型捕集器(図5-1)を用いました。

● 落下法による観測

　容易に出入りができ，風通しがよく，10 ～ 20m四方にスギがない場所など，観測機器の設置には様々な条件が求められますが，都心でこうした場所を探すのはほぼ不可能です。

　これらの条件をすべて満たすことは当院では難しかったためやむを得ず診療所の3階屋上（地上7m）に設置しました。

　どのような場所で測定しても，その測定値は設置条件に応じた意味を持ち，解釈さえ間違えなければ，どこに設置しても良いと考えます。

　例えば，「ビルの谷間に紛れ込んだ花粉の末路」を測定すれば，その情報を必要としている人には貴重な情報になります。

　観測のために用意するものはスライドグラス，カバーグラス，ワセリン，カウンター，カルベラ液スポイトまたはツベルクリン用注射器などです（図5-2）。

　観測方法は以下の手順で実施します。まず，ワセリンをスライドグラスに塗布します。この時，指で塗布し，あえて指

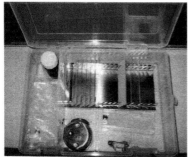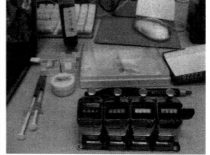

図 5-2　観測に必要な器材(左)と薬品(右)

紋を残すと後で数えやすくなります。

　これをスギのシーズンは毎日，他のシーズンは週1回，午後11時にダーラム型花粉捕集器の中央の設置台に設置します。

　回収したスライドグラスの，ワセリンを塗布した面に付着した花粉をカルベラ液で染色して，数を計測します。

　スライドグラスは万一のために予備を含めて2枚用意します。

　降雨時にはワセリンを厚めに塗布し，染色の際にはカバーグラスを下にします。

　また，天候が大きく変わる場合には適宜交換する必要があります。

　筆記具，顕微鏡，カウンター，記録用紙を用意し，カバーグラス全面($18\mathrm{mm} \times 18\mathrm{mm} = 3.24\mathrm{cm}^2$)の花粉を鏡検して$1\mathrm{cm}^2$当たりの個数を求め，測定値とします。

　捕集器を35年間同じ場所にしっかりと固定しているのは，当然のことです。

2 花粉観測が情報公開に至るまでの歴史

●観測結果の検証と情報公開

　当院に通院中のスギ花粉症患者の皆さんにアレルギー日記を配布して，症状の観察と記載を依頼しました。

　患者さんにはかなりのご苦労をおかけしながらも日々の症状を日記に記録してもらいました。想像以上に多くの協力が得られ，年間に数百の結果を回収することができました。

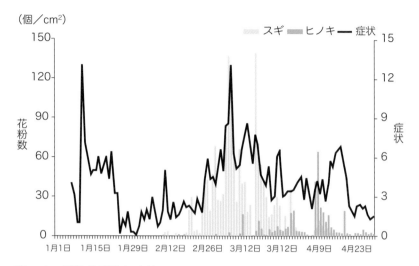

図 5-3　飛散花粉数と症状

（平成9年：慈恵医大耳鼻科）

　その結果，日々の症状と観測された落下花粉数はよく一致し，花粉観測は一定の地域に住む方々に十分役立つという結論に至りました（図5-3）。

　測定値が症状の強弱と比較的相関し，冬場には花粉とは無関係の症状が出ることも判明しました。

　この情報が臨床に役立つことが理解されると，次は「広域に対し，リアルタイムな情報を」という希望が数多く寄せられ，平成7年に大量の花粉が飛散したことが決定打になり，情報公開を開始することになりました

　まず，リアルタイムの測定値が本当に必要なのか，時間単位の測定と症状日記で確認し（図5-4），臨床上役立つと言える

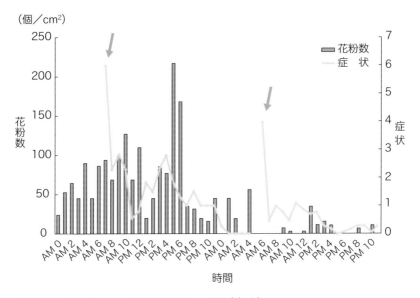

図 5-4　1時間ごとの飛散花粉数と症状(鼻水)

(平成13年2月23〜24日:品川・診療所)

観測結果を得ました。

　観測結果を可能な限り素早く,必要とする機関に知らせる
ため,深夜0時の時点(その当時は深夜0時に観測していました)
で直ちに計測します。

　当初はFAXもPCもないので,翌日の診療に間に合わせよう
と前夜のうちに,記録用紙を郵送(昭和62年から),次いで
FAX(平成2年から),PC導入後はメールで診療施設,メーカー,
研究施設などへ伝達しました。

　この調査は,患者の皆さんに1時間ごとに記録してもらうと
同時に,1時間ごとに私がプレパラートの交換と花粉の計測を
行わねばならず,休日でなければできない調査でした。

しかし，快く協力してくださる人達のお陰で，図5-4のような見事な結果が得られました。

朝は喘息で見られるモーニングアタックと同じような発作が鼻炎にも認められる，朝以後の症状の強弱は飛散花粉数とよく一致することが明らかになりました。また，飛散花粉の状況を花粉症の患者さんに知らせることは臨床上極めて有用と判断しました。

● 自動計測法による情報システムの構築

花粉情報の発信と並行して，花粉情報システムの構築を目指しました。リアルタイム花粉計測KH3000が開発され，開発元からこの機器の有用性と実用性の検討を依頼されました。

平成12年，当院3階屋上に設置されたダーラム型花粉捕集器から得た落下法による測定結果と約7km離れた聖路加病院屋上のKH3000による自動計測の結果を比較し，精度を確認しました（図5-5）。

この実験は，平成12〜16年までの5年にわたり実施されており，その結果は図5-5に示したように，4月にヒノキとスギ・ヒノキ以外の花粉が飛散すると，若干バイアスがかかり，落下法とは乖離した結果になるというものでした。

同様のデータは他のいくつかの施設でも確認されたようです。

次に私どもは，観測システムの構築のため，4地点（丹沢山，高尾山，相模原，聖路加病院）にKH3000を設置して，同時測定を試みました（図5-6）。

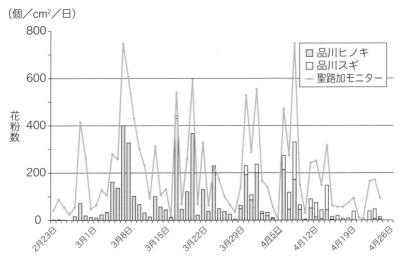

図 5-5　自動計測と落下法

(平成１２年)

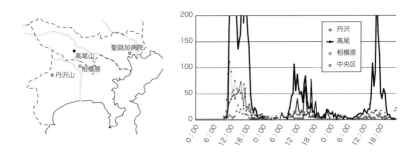

図 5-6　４地点での花粉観測の比較

(平成 12 年 3 月 24 〜 26 日)

　この結果は，丹沢，高尾で発生した花粉は，相模原を経て
聖路加方面に飛散し，その時々の風によって到達量と到達時
間が異なるというもので，KH3000を必要台数用意することで，

東京周辺の地形と気象条件から花粉をシステマチックに観測できるということが分かりました。

　同様の試みとして，環境省が中心となって平成15年から関東と関西において多地点で自動計測を開始しました。

　自動計測情報は平成15年から観測システムが完成して電子媒体で提供され，「環境省花粉観測システム（愛称：はなこさん）」として公開されています。

　平成21年には観測地が全国に広がりました。このサイトは現在も続いており，本日，令和3年9月29日の午後9時20分現在，24,853,495件のアクセスが記録されています。

● 情報の記録と公開

　KH3000の測定値をリアルタイムに記録し，平成9年に私どもは東京慈恵医科大学耳鼻咽喉科のHPにアップすることにしました。

　開設はその年2月1日，初年度時点で35,000件のアクセスがありました。

　このHPは今井 透先生が慈恵医大耳鼻科を退職する平成25年3月24日まで続けられ，最終日時点で5,489,269件のアクセスがあり，以後，永倉耳鼻咽喉科アレルギークリニックのHPに引き継がれ，現在も春のスギ・ヒノキ花粉の飛散期間に花粉情報を公開しています。

　当院のHP（東京都内の花粉情報およびアレルギー関連の情報）は平成29年年末から配信，令和3年9月30日現在までに535,300件に及ぶアクセスをいただいています（表5-1）。

表5-1 花粉情報の始まり

昭和59年	花粉観測開始・花粉飛散前投与開始
平成 2年	FAXによる花粉情報
平成 7年	大量飛散
平成 9年	慈恵医大耳鼻科の花粉症のページ開設（2月1日）
平成10年	スギ花粉症の初期療法開始，第36回日本鼻科学会総会
平成15年	環境省：花粉観測システム（はなこさん）
平成19年	とうきょう花粉ネット
平成25年	永倉耳鼻咽喉科アレルギークリニックHP
平成29年	遠藤耳鼻咽喉科・アレルギークリニックHP 東京都内の花粉情報およびアレルギー関連の情報

● KH3000の検証

　当院の KH3000は「とうきょう花粉ネット」の1測定地点として，平成19年12月14日からデータの提供を開始しました。KH3000は本来スギ，ヒノキの計測を目的に開発された機器です。諸事情により平成27年4月末をもって一時測定を中止しました。その後KH3000は改良が加えられ，平成30年12月24日に当院屋上に復帰しました。

　図5-7は道路工事中のKH3000の測定結果です。スギ花粉の飛散開始前および4月後半の落下法による測定値との乖離が非常に大きく，しかも，その他の花粉の測定値を加算してもまだ乖離する結果でした。これは，工事が排出する粉塵が影響しているものと判断しました。

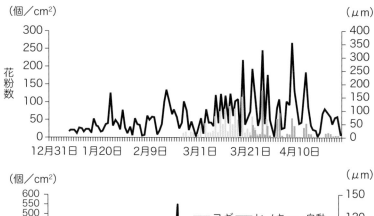

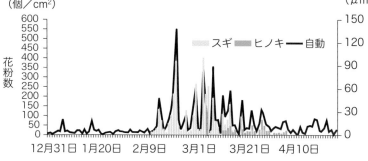

図 5-7　道路工事と KH3000 計測値
落下法（ダーラム法）と KH3000 の自動測定
道路工事中の平成 26 年（上）と令和 3 年（下）

第6章 花粉の種類と観測結果

花粉の種類

風媒花で40種以上，
虫媒花で10種ほど

観測結果はどんな
役に立つのか？

重症度の判定，正確な診断，
外出のガイドにも！

Dr,Endoが意外
に思ったこと

道路が都心の空気を
キレイにしている？

1 品川で観測される花粉

● 花粉って何種類あるの？

　花粉は主に風媒花で40数種類が報告されており，これに花粉アレルギーの原因となる虫媒花10種余りが報告されています。

　当地（東京品川区）で観測される花粉は，稀有な花粉を含めても10数種です。これらを紹介しますが，全てが花粉症の発生源となっているわけではありません。

　比較的広範に花粉症が発生する場合の原因花粉となる条件として，従来から次のようなことが挙げられています。

①その花粉が抗原性を持つ。

②原則として風媒花粉である。

③花粉が大量に産生される。

④花粉は軽くて遠くまで飛散する。

⑤その花粉を産生する植物が広範囲に分布し，生育密度も高い
こと。

　したがって，その地域の植生，気候，地理などから，原因と
なる花粉は考えなければなりません。

● スギ（マツ目ヒノキ科スギ亜科スギ属）（写真6-1）

　スギは本州北端から屋久島まで広く自生しており，北海道の
各地では造林もされています。

　日本原産の常緑針葉樹で，雌雄同株（雄花と雌花が別々の単
性花），花粉は球形でカギ状の突起（パピラ）があり，膨張時に
は直径30 〜 40 μmになります。

　雄花には1雄花に4本の雄しべがあり，1本の雄しべの葯には
約3,300個の花粉が形成されます。

　したがって，1花では約13,200個，1花序には約30個の花がつ
くので，1花序に着く花粉はおよそ40万個となります。

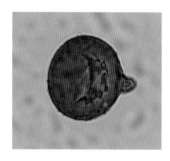

写真 6-1　**スギ**

表6-1　品川のスギ花粉飛散状況

年度	飛散数（個 /cm^2）	飛散開始日	飛散終了日
令和3年（2021）	3,913.2	2月11日	4月15日
令和2年（2020）	2,466.7	2月5日	4月6日
令和1年（2019）	4,867.8	2月12日	5月5日

　スギの雄花花芽の形成は7月上旬に始まり，花粉は11月中旬には完成します。2月上旬の開花期から4月下旬まで花粉飛散が続き，3月中旬にピークとなります。

　品川区では，2〜4月に飛散します。
　スギ花粉の飛散開始日は花粉情報協会に「1cm^{2}に1個以上が連続する初日」と規定されています。
　過去35年間の中で，1月に飛散がスタートしたのはたった1度（昭和63年1月28日）だけです。表6-1は品川における飛散状況です。

●ヒノキ（マツ目ヒノキ科ヒノキ属）（写真6-2）

日本，中国，台湾などに分布する常緑針葉樹です。

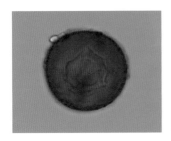

写真6-2　ヒノキ

表6-2　品川のヒノキ花粉飛散状況

年度	飛散数（個 /cm^2）	飛散開始日	飛散終了日
令和3年（2021）	658.0	3月10日	5月5日
令和2年（2020）	377.3	3月11日	5月5日
令和1年（2019）	1,374.0	3月11日	5月25日

　日本では福島県以南から九州の屋久島まで分布しています。

　花期は4月，雌雄同株の風媒花で，春に花粉を飛散させます。品川では令和2〜3年に飛散数が増加しました（表6-2）。

　ヒノキ花粉の特徴とは，スギ花粉よりも小さく，パピラと呼ばれる突起が見られせん。

　スギとは共通抗原性があり，臨床的にはスギ・ヒノキ花粉症と呼ぶべきなのですが，ヒノキ独特の抗原性もあり，スギの免疫療法が極めて良好にも関わらず，ヒノキの飛散期に悪化する方も見られます。

●スギ・ヒノキに関して

　品川では，令和2年から観測（落下法）を年間を通じて続けています。

　それまでは通年というわけではなく，毎年，前年12月〜翌年5月だけ観測していました。

　試験的に通年の観測を試行してみると，想像以上に多彩な花粉が飛散していることが判明しました。

　精度に不安が残りますが，反省も含めて公開します。

表6-3　2021年の月別飛散数(1〜5月)

月	スギ	ヒノキ	その他
1	2.4	0.0	6.0
2	1,587.8	3.0	27.5
3	2,270.8	507.0	679.7
4	52.2	144.1	1,282.8
5	2.7	3.9	791.0

単位（個／cm²）

　まず，令和3年の春の月別の観測飛散数です（表6-3）。

　4〜5月はその他の花粉がスギ，ヒノキ花粉を大きく超えていますが，最近はスギ，ヒノキ花粉症の人のうち，4月に悪化して5月になっても症状の続く人が目立つようになり，「**これは無視できない**」と感じたことが，観測を通年で行うようになったきっかけです。

　表6-4は最近5年間の4月の飛散状況です。

　毎年4月は圧倒的に「その他の花粉」が多く，当地がある品川でも4月にはスギ，ヒノキ以外の花粉にも注目すべきであると感じました。

　ただし，5月になると多くの患者さんの，症状はほとんどなくなります。

　スギ，ヒノキ花粉症の人は，7〜8割が室内塵またはダニを重複しており，6月の衣替えを契機に再び症状が出る人が少なくありません。

表6-4　4月の飛散数（2021～2017 年）

年	スギ	ヒノキ	その他
2021	52.2	144.1	1,282.8
2020	14.4	144.6	1,305.3
2019	156.2	880.9	1,961.2
2018	88.8	1,534.4	5,242.4
2017	209.5	262.3	1,655.0

単位（個／cm²）

● ハンノキ，シラカンバ，オオバヤシャブシ （ブナ目カバノキ科）（写真6-3）

　スギ，ヒノキに続いて観測数が多いのは，カバノキ科ハンノキ属のハンノキ，シラカンバ，オオバヤシャブシでした。

　令和3年の観測数はハンノキ属を併せると4月はスギ，ヒノキを超え（表6-5），都心では目立たないものの，北海道では代表的な春の花粉症がシラカンバ花粉症です。

　ハンノキは1～5月が開花期となっておりスギ，ヒノキとほぼ重複しています。

　この時期の品川はスギ，ヒノキが圧倒的に多いため，見逃してしまう可能性を感じます。

 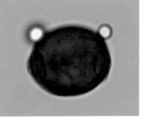 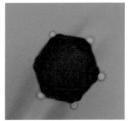

写真 6-3　ブナ目カバノキ科
左：ハンノキ(ブナ目カバノキ科ハンノキ属)
中：シラカンバ(ブナ目カバノキ科カバノキ属)
右：オオバヤシャブシ(ブナ目カバノキ科ハンノキ属)

表 6-5　2021 年 3〜4 月の花粉飛散数

種別	3 月	4 月	5 月
ハンノキ	129.4	67.5	14.3
シラカンバ	142.3	173.1	57.4
オオバヤシャブシ	9.7	6.4	3.9

単位（個／cm^2）

● コナラ，クヌギ，クリ(ブナ目ブナ科) (写真6-4)

　日本全土に広く分布するようです。

　コナラは平均26μm，クヌギは平均38μmです。形態での判別は容易ではなく，鏡検では大きさで判断します(表6-6)。

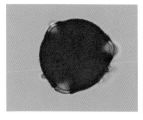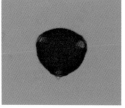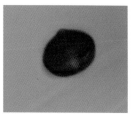

写真 6-4　ブナ目ブナ科
左：コナラ（ブナ目ブナ科コナラ属）
中：クヌギ（ブナ目ブナ科コナラ属）
右：クリ（ブナ目ブナ科クリ属）

表 6-6　2021 年 3〜4 月の花粉飛散数

種別	3 月	4 月	5 月
コナラ	38.9	84.8	44.4
クヌギ	−*	51.7	23.9
クリ	−*	17.0	90.9

*未測定　　　　　　　　　　　　　　　　単位（個／cm²）

● ケヤキ（バラ目ニレ科ケヤキ属）（写真6-5）

　北海道，沖縄を除く山地に自生しますが，平地にも植えられています。4 〜 5 月に開花します（表6-7）。

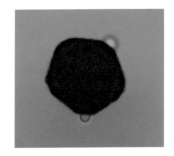

表6-7 2021年4〜5月の花粉飛散数

種別	4月	5月
ケヤキ	26.3	39.3

単位（個／cm²）

写真6-5 **ケヤキ**

● アカマツ，クロマツ（マツ型マツ科マツ属）（写真6-6）

　マツまたはマツ型の花粉は毎年多数観測します。しかし，マツによる花粉症と思われる患者さんに会ったことはなく，スギ花粉は破裂して初めて抗原として働くという説がありますが，マツ花粉は大きく，水に破裂・脱皮しないからではないかと考えられています。マツの3〜5月の飛散数は以下に示す通りです（表6-8）。

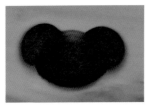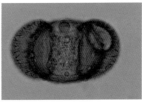

写真6-6 **マツ型**
左：クロマツ
右；アカマツ

表6-8 2021年3〜5月の花粉飛散数

種別	3月	4月	5月
マツ	38.9	84.8	44.4

単位（個／cm²）

● この時期のその他の花粉

ソメイヨシノが3～5月に累計で224.2個/cm²、イチョウが34.0個/cm²観測されています。

サクラ、イチョウは花粉症があると報告（サクラ：昭和60年・永井政男氏・イチョウ：昭和53年・舘野幸司氏）があります。

● カモガヤ（イネ目イネ科）（写真6-7）

イネ科で花粉症を起こす可能性があるのは、カモガヤ、イネ、ネズミホソムギ、ススキなどです。

カモガヤは道端、草地などに生育。ネズミホソムギは河川敷や公園など、ススキは山野に生育するため、この2年の間には私の観測データでは観測されませんでした。5月以降は飛散量は大幅に少なくなります（表6-9）。

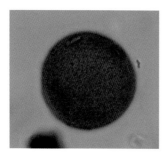

写真6-7　**カモガヤ**

表6-9　**2021年3～5月の花粉飛散数**

種別	3月	4月	5月
イネ科	9.1	55.5	32.9

単位（個/cm²）

イネ科の分類

カモガヤ(イネ目イネ科イチゴツナギ亜科イチゴツナギ連
カモガヤ属)
イネ(イネ目イネ科イネ亜科イネ属)
ホソムギ(イネ目イネ科ドクムギ属)
ススキ(イネ目イネ科ススキ属)

●ブタクサ(キク目キク科ブタクサ属)（写真6-8）

ブタクサは明治初期に渡来した帰化植物で，全国の道端や河
原などに分布し，8 ～ 10月に花が咲きます。

30年前にはスギより注目されていましたが，その後，ブタク
サを害草として撲滅作戦を展開する市町村が多く見られ，その
数は市街地から減少しました。

当院では8 ～ 9月に43.8個/cm^{2}観測されました。

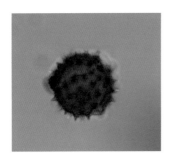

写真 6-8　ブタクサ

● カナムグラ（バラ目アサ科カラハナソウ属）（写真6-9）

北海道から九州まで広く分布し，原野や道端，荒れ地などの日当たりの良いところに自生します。開花期は9 〜 10月です。8 〜 9月に15.0個/cm^{2}観測されました。

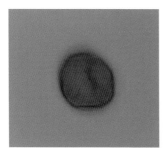

写真 6-9　カナムグラ

● ヨモギ（キク目キク科キク亜科ヨモギ属）（写真6-10）

ヨモギの開花期は9 〜 10月ですが，当院では2.7個/cm^{2}と，ほとんど観測されませんでした。

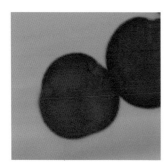

写真 6-10　ヨモギ

2 その他の，品川では珍しい花粉

● ギンヨウアカシア
（マメ目マメ科ネムノキ亜科アカシア属）（写真6-11）

　ギンヨウアカシアは2月に0.9個/cm^{2}観測されました。この花粉による花粉症は，宇佐神 篤氏より昭和54年に報告されています。

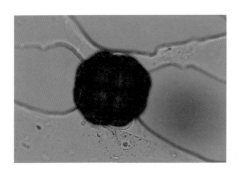

写真 6-11　ギンヨウアカシア

● アカザ（ナデシコ目アカザ科アカザ属）（写真6-12）

　なぜ品川でアカザ花粉が観測されたのかは不明です。

　アカザ科ではトウジサ属のテンサイの花粉症が昭和44年に松山隆治氏より報告されています。

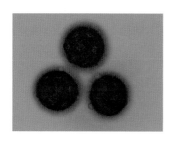

写真 6-12　アカザ

● コハマギク（キク目キク科キク属）（写真6-13）

　キク科はブタクサ，ヨモギを始め，多くの花粉症の報告があります。

　コハマギクは花粉としては稀有で，品川で観測されることは少なく，ほとんどありません。

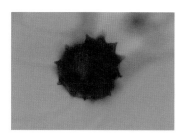

写真 6-13　コハマギク

3 花粉観測のデータ

● 観測結果の応用

鼻に花粉が吸入されると，鼻粘膜に吸着します。花粉には重力があり，1秒で約2.8cm落下します。

落下した花粉は簡単にはヒトの鼻の高さまで再度浮遊することはないので，屋内の花粉がヒトの鼻に吸入されることは非常に少ないと考えられます。

つまり，落下花粉数と鼻粘膜に吸着する花粉数の間に相関関係がないのは当然のことです。

大気全体に花粉が浮遊していると考えると，相対的には浮遊花粉が多ければ，吸入される花粉も多いと考えるべきです。

花粉が鼻に吸入された時間と強い症状の出る時間には，実はズレがあります。

情報を得て回避行動をとるのに花粉観測は大きな意味があります。では観測結果の応用には，どのような例があるでしょうか。

● 花粉飛散状況の把握

毎年同じ時期に花粉の飛散が始まり，同じ個数が発育・発芽し，同じ方向に同じ距離飛散するかというともちろんそうではありません。草木は生き物なので毎年違います。

私がスギ花粉の観測を開始したのは昭和59年でしたが，最大飛散数は平成17年で，ワンシーズンでスギ花粉が10,986個/cm^2，ヒノキ花粉が2,971個/cm^{2}で，合計では13,957個/cm^{2}でし

た。最少は平成元年で，スギ花粉122個/cm²，ヒノキ花粉はわ
ずか47個/cm²で，計169個/cm²でした。

● 花粉はどのように飛散するか＝症状の把握

　患者さんがアレルギー日記に記載した症状の重軽，頻度と落
下花粉の観測データは相関関係が見られました。そのため，飛
散花粉の観測データと患者日記を用いれば，患者の皆さんの訴
える症状が花粉によるものか，別の理由によるものかの判断が
可能となります（図6-1）。

　花粉の飛散開始日とは，ダーラム法またはロータリー法で
1個/cm²以上の日が2日連続した最初の日です。

　図6-1は平成9年のデータですが，この年の飛散開始日は2月

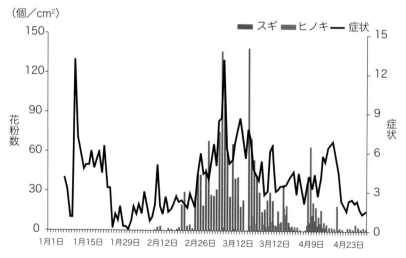

図6-1　飛散花粉数と症状

（平成9年：慈恵医大耳鼻科）

19日でした。

　1月に飛散した花粉はほとんどなく，とりわけ1月前半の症状にはスギ，ヒノキのみならず他の花粉も含めて飛散は認められず，花粉以外の何らかの原因の存在が疑われ，冬期の症状悪化原因の解明にも寄与すると考えられます。

● 重症度の判定，治療効果判定

　スギ・ヒノキ花粉の飛散数は日差，年差など時間差があります。スギ花粉症に対する臨床薬などの効果を正しく評価するためには，それまで医療関係者が用いていた方法（二重盲検法による群間比較）では，飛散花粉数が多い時には偽薬投与群の苦痛が大きく，人道上の問題も考慮すると評価方法として適切ではないと考えました。スギ・ヒノキ花粉症は個々の症例の症状の出方，重さがそれぞれ異なります。症状の原因が花粉なので，客観的かつ定量的に測る物差しとして飛散花粉の測定値を利用することにしたのです。

　花粉飛散数と患者さんの症状を同時に把握することで，臨床薬の効果や副作用を正しく判断できるようになります。また，飛散花粉数が物差しとして正確であれば，様々な治療効果を比較検討できるようになります。スギ花粉症を対象とした検討結果の最初の報告は昭和62年，その後いくつかの経験を経て平成7年春に実施した「塩酸エピナスチンのスギ花粉症に対する初期治療効果の臨床的検討」という臨床試験で，現在の花粉飛散開始前後の効果を見届ける様式が決まりました。

　花粉飛散前からエピナスチンを投与した初期投与群が飛散期に投与を開始した飛散期投与群に対して，飛散初期は有意差を

持って効果が得られました。しかし，飛散後期に飛散数が多くなると，両群間に差は認められなくなりました。つまりこの薬剤の効果はある程度まで，ということなのです。

　有意差が認められなかったのは，1日のスギ花粉飛散数が800個/cm^{2}を上回る日が2回あった週でした。

　この薬の効果は限定的と考えられるものの，効果の有無を疑うものではありません。飛散花粉数が判明していたからこそ，この判断をくだすことができたのです。

4 システムの検証と効用

● 花粉曝露室への発展

　近年では人工花粉曝露室（株式会社東京臨床薬理研究所の装置をオハイオチャンバーと呼称）を用いてさらに定量的かつ効果発現時間など細部にわたる検討が可能となっています。

　この装置はスギやヒノキの花粉を室内に均一に拡散でき，花粉濃度の均一性をモニタリングすることができます。

　花粉症に関する医薬品や食品の有効性と安全性を確認するための試験や，花粉症マスクや空気清浄機・掃除機などの機能評価試験などを，天候や季節に関係なくいつでも客観的に実施できる施設です。

　Chamberは平成17年当時にはオーストリア（ウィーン），ドイツ（ハノーファー），カナダ（オンタリオ）など海外で7カ所に設置されており，日本でも和歌山と大阪に，その後平成20年には千葉に設立され，現在は4カ所あります。海外では，Environmental

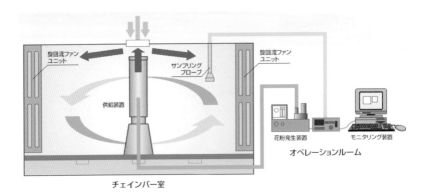

図 6-2　花粉曝露室

（株式会社 東京臨床薬理研究所 HP より）

Exposure Unit（EEU）または，Allergen Challenge Chamber（ACC）といった名称で呼ばれており，抗原の種類，供給方法やChamberの大きさなどは施設によって異なっています（図6-2）。

　薬剤や治療法の評価が人工花粉曝露室により客観的かつ定量的に行えるということは，臨床の場においては，空中花粉濃度を定量的に，かつ正確に把握できなければ，人工花粉曝露室における試験結果は活かされないと考えられます。

　花粉観測が広域的に，かつ高い精度でリアルタイムに行えるようにならなければ，人工花粉曝露室の試験結果が活きません。

　リアルタイムでより精度の高い計測方法や人の力に頼らない自動計測機器の開発が進められていることも事実です。今後，多くの施設で，多くの人が花粉観測に携わってくれることが望まれます。

● 花粉測定で何が分かり，その情報をどのように 利用するのか

　花粉測定は個々に行われますが，これをオンラインで結び，システム化すれば花粉の流れを把握でき，予防行動をはじめとする様々な利用が可能となります。

　1地点単独の測定でも，症状の原因が花粉か否かの鑑別ができます。

　また，花粉情報に天気の影響を加味して予防行動が取れます。

　治療の面でも花粉情報を元に行った治療効果を判定できます。

　そこで，複数の測定機器を広域に設置して各地の状況を同時測定すれば，広域の飛散状況の把握が可能と考え，国と地方自治体は観測・情報システムの構築を行いました。

　ここでは平成15年に国が開設した環境省：花粉観測システム「(通称)はなこさん」と平成19年に東京都が開設した「とうきょう花粉ネット」について紹介します。

　はなこさんはシステムで，情報が提供されます。

　自動計測を複数の地点で測定して，これを通信システムで結び，PCで処理して，情報として提供します。

Dr. Endoのつぶやき

　「花粉観測で，他に何がわかるか？」と考えてみると，いくつか思い出されました。

　皆さんは平成21年2月2日の浅間山の大噴火を覚えていますか？その時の火山灰の流れを"はなこさん"は見事に捉えていました。おそらく，火山灰にはスギ・ヒノキ花粉とサイズが近い粒子が多数含まれていると考えられます。日本大学文理学部地球システム科学科の方の発表よりはるかに早く，リアルタイムに火山灰の流れを描写しました（図6-3）。

　平成23年3月11日午後の東日本大震災の時には測定機器が緊急停止したため，直後に地震被害の大きさが判明しました。これは，テレビ報道よりはるかに早い時間です。このように花粉の情報以外にも測定情報から得られる情報がありました。

　さて「とうきょう花粉ネット」はどうでしょうか。とうきょう花粉ネットの良いところはKH3000の他に測定地点に並行してダーラムを設置測定していることです。残念ながら，自動計測システムはメンテナンスの関係上令和３年で終了するようですが，ダーラムの測定はスギ・ヒノキだけではないので，春以外の季節も臨床に役立ちます。また，ダーラムでの計測は継続しているので，東京に変化が生じた時にその影響が測定値に現れることがあります。山手通り地下に造られた首都高速の湾岸線から

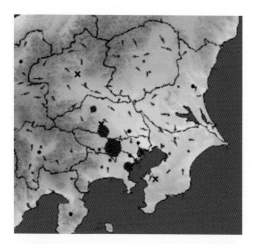

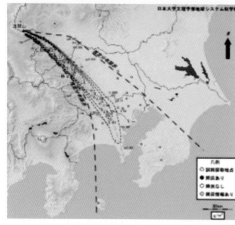

図6-3　浅間山噴火
（平成21年2月2日）
（上：環境省花粉観測
システム：はなこさん，
下：日本大学理学部地
球システム科学科HP）

　渋谷線の工事は非常に空気を汚染しましたが，完成した
後は，打って変わって山手通りの大気を浄化しているこ
とが毎日の花粉観測で感じられます。
　さらにダーラムの結果ですが，首都圏中央連絡自動車

101

道がこの道路の内側，都心側のスギ花粉飛散量を大幅に減少させたという面白い発見もありました。その年の飛散予測は全くの大外れとなり，原因は道路の完成にあったのです。東京都の花粉測定地点は青梅を除いて，全て，首都圏中央連絡自動車道より都心寄りにあります。首都圏中央連絡自動車道の完成は平成26年でした（図6-4）。そこで，完成前（工事中？）の平成23年と完成後の平成29年を並べて見ました。

　道路付近の測定地点の測定値は大きく減少しました

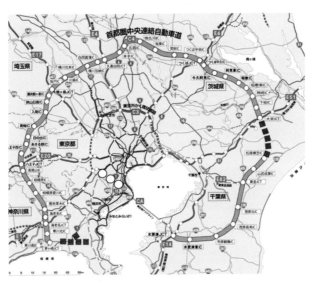

図6-4　**道路の影響**
平成２６年ほぼ完成
（たくみっく：https://takumick.com/2017/05/21/kenodo-konzatsu/ より）

（図6-5）。この傾向は平成30年になっても変わらず，都心とほぼ同じ測定値を記録しています。

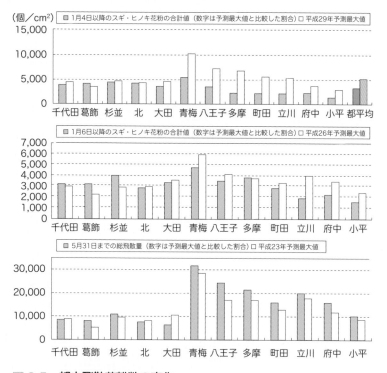

図 6-5 　都内飛散花粉数の変化

https://www.fukushihoken.metro.tokyo.lg.jp/allergy/pollen/index.html

● スギ花粉はいつ，どこで，どのくらい飛散するのか？

　最も頻度が高く，広範に花粉が飛散するのはスギ花粉なので，まずここではスギ花粉について述べたいと思います。

　花芽から放出された花粉は，放出される際に数メートルだけ上空に舞い上がります。

　質量があるので，無風なら2.8cm/sの速度で落下するようです。

　しかし，落下しながらも風によって周辺に拡散し，また，下降気流に遭遇すれば下降速度は大きくなり，すぐに落下してしまいます。その反面，上昇気流に遭遇した花粉はかなり高くまで輸送されることが分かっています。「スギ花粉症克服に向けた総合研究（文部科学省）」において，故鈴木基雄氏（財団法人日本気象協会首都圏支社調査部）はハンググライダーを利用してスギ花粉濃度の鉛直分布を調査しました。

　その結果，600m付近が最も花粉濃度が高く，さらに高いところまで花粉は飛散することが分かりました。

　つまり，気象条件によっては，花粉は相当遠方まで飛散する可能性があるということです。

　さらに，都心，特に大都市にはヒートアイランド現象という特有の都市気候があります。

　都心の温かい空気は軽いので上昇気流が生じ，その結果周囲から空気が流入しますが，その際に流入空気が花粉を運んできます。

　また，高層ビル周辺では強いビル風が吹き，花粉の再飛散や，滞留が起こります。

　ビルに向かう北北西の風が平均3.8m/s吹くとビルの風上側の角では最大でおよそ3倍の11.7m/sの風が観測されるようです。

　これが，いわゆるビル風です。

　一方，風下側では1/3の1.2m/sであったそうです。

　強い風は花粉の再飛散を引き起こします。地表面の凹凸が少ない場合は5〜6m/s，凹凸があって摩擦が大きい場合は7〜8m/sの風で再飛散するようです。

5 花粉がやってくる仕組みと，予測について

● 花粉はどこからどのように飛来するのか？

　現在では花粉の観測システムが完成し，多地点で観測が可能となり，樹木から放出された花粉がどのように飛散してくるか，推計して検証することが可能となったのです。

　そこで森林総合研究所によってスギ林の植生分布と気象条件，各地の飛散数の測定値から首都圏に影響を及ぼしているスギ林分布を求められました。

　もちろん，気象条件が大きく異なれば例示とは異なる結果になると考えられますが，都心（千代田）とわずかしか離れていない当地（品川）では若干の違いがあることがわかります（図6-6）。

　もっとも影響を与えるスギ林を赤で表示していますが，品川に花粉を浴びせているスギ林は都心の林よりもやや北によっていることがわかります。これまで，品川には主に丹沢，高尾から飛散してくると考えていたので，この分析結果には新鮮味が

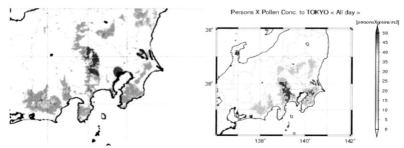

品川区に居住する人々が浴びる花粉の
主要な発生源地域の分布
（故・鈴木基雄気象予報士作成）

首都圏に居住する人々が浴びる花粉の
主要な発生源地域の分布

図6-6　首都圏に影響するスギ林の分布

（平成21年版森林総合研究所研究成果選集より）

ありました。

● 花粉は，どのように鼻に吸入されるのか？

　飛散花粉が鼻に吸入された後，どのような動態をとるかについては故・奥田　稔氏（元日本医科大学教授）らの詳細な研究結果があります。

　奥田氏らは粉塵計を改良して花粉の測量を行い，各種環境下の浮遊花粉数を測定しました。

　各種環境下の鼻高浮遊花粉数は，大きな差を示し，屋内と居室では花粉数は，屋内では大幅に少ないことが分かりました。

　しかも，屋内の花粉は無風なら2.8cm/sの速度で落下します。鼻に入る可能性は極めて低いと言わざるを得ないという結果でした。さて，鼻高浮遊花粉は呼吸とともに鼻に吸入されますが，吸入された花粉の大部分は鼻内に沈着し，呼吸による呼出は少

なく，沈着した花粉の80%は鼻外に鼻粘膜の輸送機能によって自然排出されます。

　一方で20%が鼻内に滞留し，それが蓄積して閾値の70%に達すると花粉症を発症し，くしゃみ，鼻水により約2/3は鼻外に排出され，5分以内に地上に落下して，再浮遊することはほとんどありません。

　再吸入により鼻内に閾値数の花粉がたまると再発症します。

　この過程には花粉が鼻汁に触れて脱皮する過程も入りますが，その過程は検討されていないので，花粉の脱皮との関係が解明されれば，治療に直結する可能性があります。

● 花粉飛散情報はどのように役立つか？

　リアルタイムの測定情報は日常の予防行動に役立てることができます。

　花粉の飛散状況には地域差があるものの，外出時のマスクの装着などがその例です。

　東京ならば城北と城南では飛散数が近似していても飛散パターンが違い，ましてや都心と都下では飛散数が大きく違います。

　地元の情報の他にお出かけの目的地の情報を入手するとより役立ちます。

　花粉情報にも，予報と実測値の情報があり，予報は天気予測が拠り所の情報なので，警戒警報と考えていただければ，と思います。

　花粉情報を聞いて花粉の被曝から逃れることが大事，それを目的と考えれば，情報の解釈と用い方次第で大いに役立つシールなのです。

実測値の情報は花粉症の鑑別に役立ちます。

症状の変動が花粉によるものか否かが判別できます。例えば，急にひどい症状が出ると，不安になる人が少なくないと思います。

そのような場合，これまでにないほど大量の花粉が飛散した等の原因が分かれば心理的には安心できます。それとは，逆に，雨で花粉が飛散していないのに症状が悪化したり，発症するようなら，併発症や合併症の悪化を考慮でき，花粉情報を元に行った治療効果の判定が可能となります。

●飛散予測はどのような予測ができるか？

現在行われている予測は，花粉の飛散開始時期（飛散開始日）の予測，シーズンの花粉総飛散量の予測，毎日の花粉飛散量の予測です。

スギの雄花花芽の形成は7月上旬に始まり，花粉は11月中旬にほぼ完成します。

そして，2月上旬の開花期から3月中旬をピークに4月下旬まで花粉飛散が続きます。

そこで，飛散開始の予測は1月の気温から推測します。

飛散開始日は1cm^{2}当たりの花粉数が連続して1個以上となった場合の初日と規定されています。

花粉は11月中旬に完成し，その後休眠に入り，関東から関西では12月末から1月上旬頃に休眠から覚めて，気温の累積によって花粉を放出する時期が決まります。

気温が高ければ早めに開花し，低温なら開花が遅れることになります。当地（品川）では1月1日からの1日の最高気温の累積

表6-10 積算温度と飛散開始日

年	飛散開始日までの積算温度（℃）	スギ飛散開始（400℃超の日）	スギ花粉本格飛散開始
令和元（2019）	444.1	（2月7日）2月12日	2月20日
令和2（2020）	412.7	（2月5日）2月5日	2月13日
令和3（2021）	449	（2月6日）2月11日	2月14日

が400〜480℃で開花（飛散開始）します（表6-10）。

　総飛散量の予測は，前年夏の気象条件に大きな影響を受けていることがよく知られています。

　前年夏の気候，例えば7月中旬から8月上旬の日照時間，日射量と過去の飛散数から総飛散数を予測します。日照時間が長いほど，日射量が大きいほど，翌年のスギ花粉飛散量が多い傾向は見られます。とは言え，この予想は過去の観測データが必要です。

　近年，観測地点が減少傾向にあり，自動計測機器の開発が以前から勧められているものの，信頼できる精度を有し，かつ安価な機器はまだ出ていないのが現状です。今後どのような飛散予測がなされるかが課題です。

第7章 花粉対策と治療

花粉対策
吸入防止，生活環境の調整，体調管理

花粉症は国民病！

今，年間でどれほどお金がかかっているのか……？

初期治療の大切さ
早めの治療を心がければ，症状も軽くなる？

1 花粉対策

● 花粉症治療における基本的なこと

　室内塵はアレルギー性鼻炎の主原因です。「生活空間の中に常に一定量の室内塵が存在すると仮定すると，症状の重症度と室内の塵埃の量は比例していると考えて，重症度に応じて治療薬が選択される」と言われています。

　しかし，花粉症は花粉が原因ですから，花粉が存在しない季節には発症しません。

　また，飛散する花粉数はシーズンごとに日々大きく異なります。

　しかも，花粉症は遺伝に立脚して慢性的な経過をたどり，自然治癒が極めて少ない疾患です。

　このような疾患に漫然と薬物治療を繰り返しても治癒に至る可能性は限りなく低く，原因花粉の吸入量が明確でなければ，症状の重症度も判断できません。

　したがって，単に患者さんの症状の重い軽いだけで薬剤を選択し，漫然と投与，服用を繰り返すだけでは先行きに光明はなく，このようなことは長期に繰り返してはいけません。

　花粉症の治療は，正しい診断のもとに適切に行われれば寛解維持，臨床的治癒に至る可能性があるので，主治医とよくご相談下さい。

　治療の基本は，治療法を順番に選択するのではなく，正しい診断に基づいて包括的，総合的に行うことです。

● 対策① 吸入防止

　花粉を吸入しなければ，花粉症は起きません。

　一方，1個でも吸入すれば，花粉症が起こるかというとそれも違います。花粉症が起こるレベルと吸入花粉数には個人差があります。しかし，原因である花粉の吸入を防止することは治療の成否にも関わる大事なことです。

　原因となる花粉の飛散状況が分からなければ，的確に対応できません。

　対応は花粉情報を参考にして下さい。

　マスクやメガネによって鼻や眼に花粉が侵入することを100％防止できれば，症状を抑制できると考えられます。

　ただし，花粉を100％防ぐことはできないので，マスク，メガネの吸入防止力と飛散量によって外出可能時間が決まります。

マスクの性能が高く，飛散花粉が少ない時は長時間外出可能です。逆に性能が低く，飛散花粉が非常に多い時には，長時間の外出は避けるべきです。

　マスクによる吸入防止率はマスクの形状，材質，装着時の密着の程度によって異なります。

　「スギ花粉症克服に向けた総合研究」において行われた実験によると，正しい用い方をすると花粉の吸入防止率が向上し，逆ならば，モレが大きくなります。

　この実験ではマスクの漏れはマスクの上下，左右の隙間が原因でした(写真7-1)。

　空気清浄機については様々な議論があります。

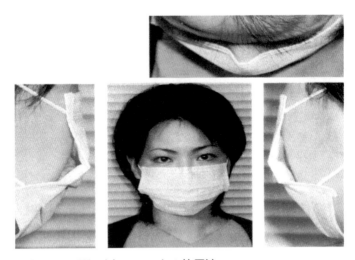

写真 7-1　**正しくないマスクの使用法**
花粉の吸入はマスクの上下左右の隙間が原因です。
　　　　　　　　(井手 武ほか：内科 91(2):279-283, 2003)

　スギ花粉を例に取れば，スギ花粉は小さく(30μ前後)とも質量があるため，空間に雲のように浮遊しているわけではなく，無風なら毎秒約3cm落下します。

　室内の花粉は10数秒もあれば床に落下し，落下後に人の鼻の高さまで再飛散するにはかなりの強い風が必要と思われ，室内の花粉は症状に大きく関わってはいないと言えます。

　室内にいる時に症状が出るのは吸入から発症までの時間差，例えば遅発型の反応(吸入6〜8時間後)による症状による可能性や多くの方が室内塵アレルギーを合併しているので，その症状かもしれません。

　室内での症状については，主治医とよくご相談下さい。

● 対策② 生活環境調整

　室内塵アレルギーの原因抗原は室内に存在するため，生活環境が最重要です。

　しかし，花粉症の原因は花粉であり，花粉が飛散するのは主に外気です。

　したがって，生活環境上注意すべきことは室内塵アレルギーはないものの，屋外の花粉を室内に誘導しないためには，ドアや窓の開閉に注意が必要です。

　動物を飼っているご家庭では，動物が花粉を持ち込まないように管理することも対策の一つでしょう。

　洗濯物は室内干しに，外干しする際はできる限り短時間にする，外出はなるべく飛散花粉が少ない時間帯にするなども大切です。

　屋内で床に落ちた花粉は簡単に再飛散することはないので，

室内で走り回るか，大暴れするなどしなければ再飛散することはほとんどありません。

花粉を再飛散させないように注意してください。

●対策③ 体調管理：睡眠，疲労改善

花粉症の症状は最初こそ免疫反応(抗原抗体反応，アレルギー)で起こりますが，その後は自律神経，知覚神経の機能，心因などの体調によって症状が反復，重症化し，慢性化する可能性があります。睡眠不足，疲労，心配事などはアレルギー症状を修飾して診断しづらくすることがあります。

また，治療を困難にすることにもつながりかねません。

臨床検査での異常は軽度なのに，強く治療に抵抗する症例に遭遇することもあります。

このような場合には，自律訓練や心理カウンセリングが必要となるケースもあります。

2 医療機関で行う治療

●治療は組み合わせ！

単独で決め手となる治療法はなく，いくつかの治療法を組み合わせて行うことが多いのです。

花粉症に対する治療法の選択には，日本耳鼻咽喉科免疫アレルギー感染症学会-鼻アレルギー診療ガイドライン作成委員会-の推奨する案があります(表7-1)。

花粉飛散期には症状に応じて治療薬，治療法を選択し，花

表7-1　重症度に応じた花粉症に対する治療法の選択

重症度	初期療法	軽症	中等症		重症・最重症	
病型			くしゃみ・鼻漏型	鼻閉型または鼻閉を主とする充全型	くしゃみ・鼻漏型	鼻閉型または鼻閉を主とする充全型
治療	①第2世代抗ヒスタミン薬 ②遊離抑制薬 ③抗LTｓ薬 ④抗ＰＧＤ₂・ＴＸＡ₂薬 ⑤Th2サイトカイン阻害薬 ⑥鼻噴霧用ステロイド薬	①第2世代抗ヒスタミン薬 ②遊離抑制薬 ③抗LTｓ薬 ④抗ＰＧＤ₂・ＴＸＡ₂薬 ⑤Ｔｈ2サイトカイン阻害薬 ⑥鼻噴霧用ステロイド薬 ①～⑥のいずれか1つ。 ①～⑤のいずれかに加え、⑥を追加。	第2世代抗ヒスタミン薬 ＋ 鼻噴霧用ステロイド薬	抗LTｓ薬または抗ＰＧＤ₂・ＴＸＡ₂薬 ＋ 鼻噴霧用ステロイド薬 ＋ 第2世代抗ヒスタミン薬 もしくは 第2世代抗ヒスタミン薬・血管収縮薬配合剤* ＋ 鼻噴霧用ステロイド薬	鼻噴霧用ステロイド薬 ＋ 第2世代抗ヒスタミン薬	鼻噴霧用ステロイド薬 ＋ 抗LTｓ薬または抗ＰＧＤ₂・ＴＸＡ₂薬 ＋ 第2世代抗ヒスタミン薬もしくは鼻噴霧用ステロイド薬 ＋ 第2世代抗ヒスタミン薬・血管収縮薬配合剤* オプションとして点鼻用血管収縮薬を2週間程度，経口ステロイド薬を1週間程度用いる。
					抗IgE抗体**	
		点眼用抗ヒスタミン薬または遊離抑制薬			点眼薬抗ヒスタミン薬，遊離抑制薬またはステロイド薬	
					鼻閉型で鼻腔形態異常を伴う症例では手術	
		アレルゲン免疫療法				
		抗原除去・回避				

初期療法はあくまでも本格的花粉飛散時の治療に向けた導入であり，よほど花粉飛散が少ない年以外は重症度に応じたシーズン中の治療に早めに切り替える。

遊離抑制薬：ケミカルメディエーター遊離抑制薬

抗LTｓ薬：抗ロイコトリエン薬

抗ＰＧＤ₂・ＴＸＡ₂薬：抗プロスタグランジンＤ₂・トロンボキサンＡ₂薬

*　本剤の使用は鼻閉症状が強い期間のみの最小限の期間にとどめ，鼻閉症状の緩解がみられた場合には，速やかに抗ヒスタミン薬単独療法などへの切り替えを考慮する。

**最適使用推進ガイドラインに則り使用する。

（鼻アレルギー診療ガイドライン2020）

粉の飛散状況を参考に基準に従うことが良いと思います。

この鼻アレルギー診療ガイドラインでも，患者自身が可能な対策をベースとした表7-2の治療法が挙げられ，様々な薬剤が紹介されています。

● 治療① 薬物療法

残念ながら現在，単独で治癒に導く薬剤はありません。

薬剤の特長を良く理解して，最も安全で効果的，かつ経済的に最良な選択をすることが肝要と考えます。

特に「アレルギーの薬は眠くなる」と思っている方が少なく

表 7-2　治療法

①患者とのコミュニケーション
②抗原除去と回避 　ダニ：清掃，除湿，防ダニフトンカバーなど 　花粉：マスク，メガネなど
③薬物療法 　ケミカルメディエーター受容体拮抗薬（抗ヒスタミン薬，抗ロイコトリエン薬， 　抗プロスタグランジン D_2・トロンボキサン A_2 薬）（鼻噴霧用，経口，貼付） 　ケミカルメディエーター遊離抑制薬（鼻噴霧用，経口） 　Th2 サイトカイン阻害薬（経口） 　ステロイド薬（鼻噴霧用，経口） 　生物学的製剤（抗 IgE 抗体） 　血管収縮薬（α交感神経刺激薬）（鼻噴霧用，経口） 　その他
④アレルゲン免疫療法（皮下，舌下）
⑤手術療法 　鼻粘膜変性手術：下甲介粘膜レーザー焼灼術，下甲介粘膜焼灼術など 　鼻腔形態改善手術：内視鏡下鼻腔手術Ⅰ型，内視鏡下鼻中隔手術Ⅰ型など 鼻漏 　改善手術：経鼻腔的翼突管神経切断術など

（鼻アレルギーガイドライン 2020）

ないと思います。

　現在は眠気が少なく，しかも即効性のある薬剤が増えているので，これも特長を十分に活かした用法をお勧めしたいと思います。

● 治療② 免疫療法

　免疫療法は，花粉症を寛解維持または臨床的治癒に導ける唯一の治療法と考えられています。

　投与経路によって皮下と舌下（減感作療法）に分かれておりそれぞれ注意点があります。

　皮下免疫療法（SCIT）とは，アレルゲンの皮下注射を繰り返し行って，体質を改善する治療法です。

　少量ずつ投与していき，アレルギーを引き起こさないように体を慣らしていきます。

　しかし，効果が出るまでには約3カ月，或いはそれ以上の期間を必要とします。

　副作用は注射後30分以内に起こることが多いとされ，病院での適切な処置により，すべて回復できるものです。

　舌下免疫療法（SLIT）は，アレルゲンを舌の下に投与する治療法で，治療期間は約3～5年が推奨されており，やはりこれも体質を改善することが目的です。

　皮下は室内塵，ダニ，スギ花粉，ブタクサ花粉の治療用エキスが，舌下用はダニとスギが市販されています。

　長期にわたる治療なので，患者さんに十分な説明を行い，ご理解を得ることが必要です。

● 治療③ 手術

　手術はアレルギー性鼻炎を治癒させる治療ではありませんが，鼻炎に関連する諸症状を強く抑制することができます。

　重症アレルギー性鼻炎のうち，保存的治療に抵抗する例，鼻内形態異常の影響が強い例などに考慮されます。

　適応は受験や出産などの社会的背景によって熟慮する必要があります。こうした例に対しては，時間的余裕を持って考える必要があります。

　アレルギー性鼻炎には有効性が報告されてきましたが，スギ花粉症に関しては報告が蓄積されている段階です。効果不十分な場合には，アレルゲン免疫療法や治療薬などを併用が望ましいとされているので，慎重な判断を望みます。

③ 初期療法について

● 初期療法の必要性

　初期療法は花粉の飛散初期に行う薬物療法でも，初期のみに行う治療でもありません。

　初期とは時期的な表現でなく，花粉の非飛散期に行う備えから，花粉飛散終了までの対応を含めた全ての花粉症の全ての方への花粉症発症初期への治療を総括しています。

　過去の重症度にかかわらず，施行できるのです。用いる薬剤は効果の持続が長く，安価であり，連用によって効果が増強する等の基準で選択します。シーズンを通じてのスケジュールは図7-1の如くなります。

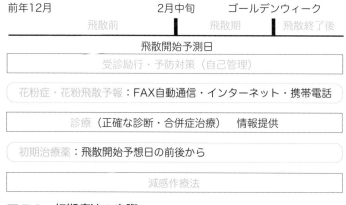

図 7-1　初期療法の実際

　予防的効果が期待できるという謳い文句で市販されている薬剤の臨床試験に立ち会った経験から学んだことがあります。**花粉症治療の最も大切なことは，原因となる花粉が飛散する前に花粉症を重症化，難治化させる要因をあらかじめ排除しておくことです。**そうすれば発症を遅らせることができ，発症しても軽症で済むことが判明しました。

　この経験から，シーズンを通じて軽症，無症状で過ごしてほしいという願いを叶えようと始まった治療が「**スギ花粉症の初期療法**」でした。

　この治療法を成功に導くには，飛散花粉の飛散予測及び飛散状況の把握，その飛散情報の伝達，即効性の期待できる薬剤，予防的効果の期待できる治療などが必要です。

　加えて，シーズンの前後を通じての管理も必要でした。

● 初期療法をすれば，どれほど症状に変化が起こるのか？

　スギ花粉症患者さんの症状は，花粉飛散期に飛散花粉数に応じて重症度が変化します。

　臨床現場でスギ花粉症患者の皆さんに対応していると多くの人にスギ花粉飛散前である。冬に症状が現れる人が少なくなく，ときには飛散前の症状が飛散期の症状より重いことすらあります。

　近年では，飛散前に感染が起こっていること，粘膜の障害が起きていることなどの報告が次々に出されています。

　また，スギ花粉の飛散が終了しても症状が持続する人も少なくありません。免疫療法中の人の中には，スギ花粉飛散終了後に症状が出て，それが重い人も認められます。この悪化は，ヒノキのみでは説明がつかないことが花粉観測で判明しました。

　図7-2の破線は，外来通院中のうち承諾の得られた32名の患者の皆さんに飛散前から飛散後までやむを得ない時以外薬物を使用することなく，アレルギー日記の記載を求めた症状の推移強です。

　一方，実線で示したのは，花粉飛散前後の生活指導，治療に，特異的減感作療法を加えた，すなわち初期療法を施行した66症例の患者の皆さんです。

　初期治療や生活指導（表7-3）を行い，症状の悪化防止に努めた患者の皆さんは飛散初期の症状が軽くなったばかりか，その後も軽症で推移しました。

　この治療を成功に導くには，スギ花粉症の人にスギ花粉飛

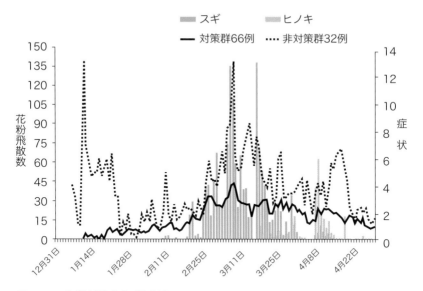

図 7-2　冬期対策と初期療法

散前に正確な診断をする分の時間の余裕を持って来院しても
らう必要があります。

　ところが，初期療法をしていない医療施設では，ほとんど
が症状が出てから受診しています。当院の場合は，初診，新
患の3〜4割の方が飛散開始前に，半数の人が最大飛散前に来
院されます。

　今年のシーズンに間に合わなかった時は，「来年のために
早々に来院した」と考えてください。

表7-3 初期療法施工中の患者生活指導(慈恵医大耳鼻咽喉科)

花粉症対策のコツ（患者指導用）

　花粉症の対策はいくつもありますが，自分でできる方法と医療機関での治療を組み合わせる必要があります。自分でできる方法を大きくわけると生活環境の調整と行動の工夫です。また，原因花粉が飛ぶ前と飛び始めてからでは，対応も異なります。さらに，あらかじめ医療機関でしておかなければならない対策は，免疫力をつけておき，防御的効果が期待できる薬剤を花粉が飛散する前から併用することです。これによって，より効果的となります。主治医と良く相談の上しっかりと実行して下さい。

〇花粉が飛ぶ前
　体調の維持と鼻の粘膜の保護が重要です。対策を実行に移す時期は，花粉飛散予測を参考にすると的確に実行できます。
1. 花粉症および花粉飛散予測などの情報収集
2. 花粉症の正確な診断（原因抗原および重複抗原の確定）。
3. 花粉症治療の障害となる合併症の治療。
4. 規則正しい生活リズム。
5. 冬の感想した冷気からの鼻粘膜の保護。
6. 感染症（上気道炎，インフルエンザ等）の予防と治療。
7. 飛散気対策の準備。

〇花粉が飛んでから
少しでも花粉を吸い込まないために，必要な対策を行う。
1. 花粉飛散予測を上手に利用。
2. 不要，不急の外出を避ける。
3. 止むを得ない外出の時には，眼鏡，マスク，防止，外套を利用。
4. 洗濯物を外に干さない。
5. 掃除は窓を閉めて行う。埃の中の花粉に注意する。
6. 布団干しは，屋内で陰干し。
7. 帰宅時は外套を脱いで家に入る。帰宅したら，手洗いと洗顔。
8. 外出時急に症状がでたら，急いで屋内に。
9. 掃除機の本体は部屋の外に。
10. 　旅行は目的地を良く調査してから。
11. 　屋外スポーツも要注意。

〇花粉が飛び終えてから次のシーズンに備える。
1. 治療効果の確認。
2. シーズン中に受けた鼻粘膜の障害を確実に元に戻す。
3. 室内塵に残った花粉を吸い込まない。
4. 重複する抗原に対する対処。
5. 体力の維持，増進。

4 公的機関による社会的取り組み

● 医療経済〜なぜ国を挙げて対応する必要があるか〜

　花粉症対策は国，地方自治体，医療機関，個人の多くの人を悩ませています。

　日本におけるスギ花粉症の有病率が10%と推定された時期に，スギ花粉症の医療費に関する調査が実施されたことがあります。その結果，当時の1シーズン（すなわち1年間）で約3,000億円の医療費が費やされていることが分かりました（表7-4）。

　先に述べたように，「医療機関で治療を受けているのは花粉症症例のわずか1/3で，1/3は市販薬で済ませ，残る1/3は苦しくとも我慢している」という結果があります。

　現在は，有病率が40〜50%とも推定されています。

　どれだけ多くの人がこの病気で悩み，その一方，どれだけ多くの人が治療を諦めてしまっているのか，国民にかかっている大きな負担を想像すると，損失はその比ではないかもしれません。

　今現在，治療を放置している人々が治療を望んだら医療機関の受け入れは可能なのか，またその時の医療費はどれ程になるのか我々には想像もつきません。

　その昔，ヨーロッパやアメリカでは「花粉症は国を滅ぼすかもしれない国民病」と呼んだのには，こうした理由があります。ですから日本でも，国を挙げて花粉症のみならず，アレルギー疾患に取り組む必要があります。

表 7-4　花粉症の医療経済

花粉症患者数約 1,309 万人，受診した患者約 962 万人，受診していない患者約 347 万人として平成 5 年のレセプトから集計。

患者区分		受診した患者	受診していない患者
直接費	医療費	1,171 億円	–
	医療関連費	835 億円	253 億円
	小計	2,006 億円	253 億円
間接費	早退による労働損失	122 億円	6 億円
	仕事を休んだことによる労働損失	275 億円	90 億円
	残業ができなかったことによる労働損失	99 億円	9 億円
	小計	496 億円	105 億円
合計		2,502 億円	358 億円
総合計			2,860 億円

（科学技術庁　スギ花粉症克服に向けた総合研究：川口　毅ほか）

● 公的機関の取り組み

　平成8年4月科学技術振興調整費による「スギ花粉症克服に向けた総合的研究」に関する調査が始まり，翌年から第1期3年（平成9年〜11年度），第2期3年（平成12年〜14年）のスギ花粉症克服に向けた総合研究が行われました。

　この研究は調査に1年，広く総合的な研究に3年，暴曝回避，予防，治療に絞って，さらに3年を加えた計7年の大型プロジェクトでした。

　花粉の生産と飛散予報法の高度化に関する研究では，花粉

情報システムが構築され，環境省の「はなこさん」（環境省花粉観測システム）として現在も稼働しています。

　発生源抑制技術に関する研究では，少花粉スギ，無花粉スギの開発，花粉症緩和米，花粉症ワクチンなど，その後引き続いて行われている研究もあります。

　緩和米は臨床試験を実施するところまでこぎつけ，一定の手応えがあったと聞いています。

　スギ花粉症克服に向けた総合研究以後大型のプロジェクトはありませんでしたが，各省庁で継続して研究が行われていました。

　平成26年6月にアレルギー疾患基本法が成立，平成27年12月に施行されました。

　平成28年2月から「アレルギー疾患対策推進協議会」において基本指針に関する議論が行われ，平成29年3月21日に基本方針の大臣告示を行いました。

　この基本指針の中でこう述べています。

「アレルギー疾患対策は，生活の仕方や生活環境の改善，アレルギー疾患にかかる医療の質の向上及び提供体制の整備，国民がアレルギー疾患に関して適切な情報を入手できる体制の整備，生活の質の維持向上のための支援を受けることができる体制の整備，アレルギー疾患にかかる研究の推進並びに研究等の成果を普及し，活用し，発展させることを基本理念として行わなければならない」

上記のように示したのち，以下のように記しています。

「この基本理念に基づき，アレルギー疾患を有する者が前進して生活できる社会の構築を目指し，国，地方公共団体が取り組むべき方向性を示すことにより，アレルギー疾患対策の総合的な推進を図ること」

これにより，花粉症の研究，対策も大きく舵を切ることになりました。今後に期待したいと思います。

Dr. Endoのつぶやき

著者からのお願い

花粉観測を続けたことで判明したことと疑問に思ったことがあります。例えば「スギ林の間伐は効果が薄い」という意見があります。確かに，無差別に間伐しても飛散花粉数への影響は小さいでしょう。しかし気象衛星などを用いて，品川の住人が浴びる花粉の発生源地域が明らかになるなら，そこを集中的に間伐すれば花粉症対策としては有用です。林野庁と気象庁が協力すれば実現できます。

もうひとつは，圏央道の飛散花粉に与えたと思われる影響の検証です。完成後，圏央道より都心寄りの飛散花粉は明らかに減少していました（図6-4）。減少率は大きく，都心を下回るほどです（図6-4）。以前なら，郊外が

都心の飛散量より少ないということはありませんでした。もし，道路建設が花粉減少・大気汚染解消となっているのなら，「道路を通すと花粉症対策になるということになります。

　3番目は東京都福祉保健局が行っている10年毎の「スギ花粉症患者実態調査」についてです。私は過去4回の調査のうち，第2回から第4回まで担当しました。2回目の調査（平成8年度）時は地域差を感じ，第3回では感じませんでした。第4回は直接住民の視診をしなかったので地域差はないと感じたものの，これほど有病率が高いとは感じませんでした。

　日常感じていることに，「患者さんの数は変わらなくとも，軽症化の傾向があるのでは？」ということがあります。有病率は高くとも症状はどうか？この比較があると今後の臨床に役立つと思います。

　最後に，当地のスギ花粉飛散数は平成17年をピークに減少傾向が認められます。これは，関東周辺や当地に花粉を飛散させている発生源の状況によると思います。

　例えば，関東周辺のスギ林の樹齢分布を知りたいのですが，残念ながら見当たりません。全国と地方別のデータはあるのですが，県別には出ていないようです。スギ林，ヒノキ林の面積は1970年以後変わってないようです。とすると間伐や少花粉スギ，無花粉スギへの植え替えは効果を上げているのでは，という考察に至ります。

環境汚染でスギ自体の花粉発生量が減少しているという説もあります。

　図 7-3 は花粉症の初診（新患・再初診）患者さんがいつ来院するかを調べた結果です。121 頁の図 7-2 冬期対策と初期療法と併せて読んでいただくと，初期療法をしていない医療施設では，ほとんどの人が症状が出てから受診していますが，当院では，他の施設より早くから患者さんに対応し，飛散開始前に 3 〜 4 割の人が最大飛散前に半数の人が来院していることがわかります（図 7-3）。

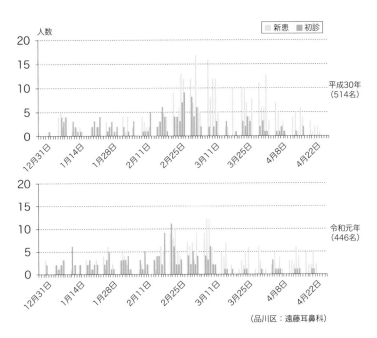

（品川区：遠藤耳鼻科）

図 7-3　当院における初診（新患・最初診）患者数（1〜4 月）

第8章 患者Q＆A

Q：花粉症は子供にもありますか？

A：2〜3歳のお子さんでもスギ花粉の抗体が検出されることがあります。しかし，その多くに室内塵，ダニの抗体も検出されます。これらは，将来のアレルギー性鼻炎，花粉症の候補生です。本格的に発症させないためには，冬の乾燥冷気，ほこり，インフルエンザなどで鼻や喉の粘膜を痛めないことが重要です。これらを予防して，もし鼻炎，副鼻腔炎の症状に気付いたら，軽いうちに治療して下さい。

Q：花粉症にかかりやすい人はいますか？

A：花粉症は遺伝に立脚したアレルギーで起こる病気です。ご両親，ご兄弟，ご親族に花粉症，アレルギー性鼻炎，アトピー性皮膚炎，気管支喘息などのアレルギーの関与が疑われる家族がいるときにかかる可能性が高くなります。

Q：どんな症状が出ますか？

A：花粉症は飛んでくる花粉が触れるところ全てに症状が出る可能性があります。例えば子供の場合「朝起きると目をこすっている」，「朝起きてすぐ鼻をすする」，「原因不明の鼻血が出る」などが最初は多く，「口を開けて寝る」，「いびきをかく」などが目立つときは，可能性「大」です。

Q:花粉症と間違えやすい病気はありますか？

A：花粉症と季節を同じくして流行する「風邪」は，発症の初期は症状が似ており，冬の乾燥冷気による鼻炎は花粉症と類似しています。同様に急性の鼻副鼻腔疾患はよく似た症状です。これらはみな，鑑別が必要です。

Q:いつから治療を始めるべき？

A：「花粉症かも知れない」と思ったら，いつでもすぐに行動して下さい。治療は診断が確定していないと開始できません。花粉症が疑われる人が来院したら，花粉症か否か，重症度はどの程度か，合併症は持っていないか，など聞きたいこと，診察しなければならないことが数多くあります。そして，花粉症治療を成功に導くコツは先手必勝です。合併症の治療を余裕を持って行うには花粉飛散の有無によらず，患者さんが通院可能であれば，いつでも受け入れ可能です。

Q:一般用医薬品(OTC医薬品)でも大丈夫？

A：現在，花粉症を治せる医薬品はなく，市販薬でも，処方薬でも漫然と薬に頼るのはお勧めできません。薬に頼って治らなければ，放置するより費用がかかります。

　花粉症をはじめとするアレルギー疾患は遺伝に立脚した疾患です。慢性に経過するだけでなく，自然治癒の可能性は非常に少ないのです。実は，放置したときの労働損失や，薬物による寛解を目指した治療は長期にわたり，「根治を目指した方が医療費はかからない」という調査報告もあります。

Q:治療したければ，どこにかかれば良いですか？

A：まずは耳鼻咽喉科がお勧めです。でもそれ以外にも，小児科，内科，眼科のアレルギー専門医の資格を有する医師の従事する医療機関，専門医でなくともアレルギーの診療を得意とする医師がいるのでそちらもご検討ください。

Q:妊婦さんへの治療は？

A：胎児や乳児に与える影響を考えると妊婦や授乳中の人への薬物投与は，慎重であるべきです。器官形成期である妊娠初期（妊娠15週まで）の妊婦さんに対しては，催奇形性を考慮して薬物療法は極力避けるべきです。極力抗原除去・回避に努め，鼻閉に対しては温熱療法，入浴，蒸しタオルなど薬物を使わない方法を選択します。

Q:妊婦さんへのアレルゲン免疫療法は安全ですか？

A：皮下，舌下ともに妊娠中の継続に関しては安全性が確認されています。しかし，新たに開始する際の安全性は確認されていません。

Q:花粉症は日本にしかないのですか？

A：日本で一番多く見られるスギ花粉症は，日本と中国，その他の一部にわずかに見られるだけです。しかし，「スギ花粉症克服に向けた総合研究」において，中国の協力を得て調査した結果では，中国には少なからず花粉症，アレルギー性鼻炎の人がいることが分かりました。そして，実は花粉症は世界中にあります。アメリカではブタクサ花粉症，ヨーロッパでは

イネ科花粉症が有名です。

Q:どんな花粉症がありますか？

A：主に風媒花が原因となります。当地（品川区）で花粉症の原因となる花粉は，スギ，ヒノキをはじめ10種あまりですが，日本全体では60種を超える花粉症が報告されています。中には仕事柄，10種を超える虫媒花に触れるため，いわゆる職業性花粉症にかかる方がいるとの報告があります。

Q:どんな花粉が，いつ飛んでいますか？

A：当地では，2〜4月にスギ花粉，4〜5月にヒノキ花粉，イネ科，ブナ科，カバノキ科，ニレ科，マツ科など多彩な花粉が観測されます。9〜10月はイネ科，ブタクサ花粉，ヨモギ属，カナムグラなどが観測されます。

　とはいえ，スギ，ヒノキ，カバノキ科，ブタクサ花粉を除くとそれぞれ極少数です。地域によって飛散する花粉および時期が異なりますので，花粉情報サイトなどでご確認ください。

Q:花粉の量は年々増えているのですか？

A：スギ花粉もヒノキ花粉も飛散量は年によって大きく変動します。これまで，戦後の植林，伐採事業および気象の温暖化などから増加すると推測されていました。しかし，林野庁の業務資料によると関東，北陸甲信地方のスギ，ヒノキ林面積は2000年以降変わっていないのに，当地の観測データではスギ花粉は2005年を境に減少に転じているように見えます。

Q:花粉を吸い込まないための対策は？

A：花粉は一定の重さがあり，無風なら自然に地上へ落下します。また，屋内には一般の家屋であれば多くは室内に侵入しません。したがって，不要不急の外出を控えていただき，やむを得ず外出する場合は，マスク，メガネを着用してください。マスクを正しく着用すると花粉の侵入を80〜90％防いでくれます。ただし，防ぐことができる時間は外出時の飛散量に左右されるので，花粉情報によって時々の飛散状況をご確認下さい。

Q:自分で花粉症と判断するには，どうしたら良いですか？

A：自己判断はお勧めしませんが，ある季節にくしゃみ，鼻水，あるいは鼻づまりが繰り返し起こり，かつご家族に花粉症，アレルギー疾患の人がいる場合は，可能性が高いと思います。

Q:花粉症の治療にどのくらいお金がかかりますか？

A：どのような治療を選択するかによります。厚生労働省平成22年度花粉症対策：花粉症Q&A集によると，「3割負担の場合は，初診で検査を行うには6,000円かかります（ただし，特定機能病院の場合は，さらに加算があります）。さらに次の診療からは，毎回再診料などがあり，経口薬，点鼻薬，点眼薬などの薬剤を2カ月使用する場合，ワンシーズンで6,000円程度になります。その方の重症度により異なりますが，初めての年ではトータルで12,000円から17,000円程度，次の年からは（再診扱いで追加検査を行わない場合）7,000円から12,000円程度の

負担になります」とあります。おそらくこれは大学付属病院の例だと思いますが，診療所ではこれほどかからないと思います。

Q：花粉症を予防することはできますか？

A：ご家族に花粉症の人がいると，なりやすい可能性があり，そうでなくとも大量の花粉に出会うと体が花粉に対する抗体を作る可能性が高くなります。抗体をたくさん産生すると何かのきっかけでスギ花粉症を発症しやすくなります。また，それまで軽症で気付かなかった人も症状が強くなる可能性があります。花粉になるべく接しないことが大事です。

Q：診断はどのようにするのですか？

A：まず，症状，起こり方，経過などを聞きます。鼻や喉の粘膜の状態を確認して疑いを持ったら，鼻汁，皮膚反応検査を病状に応じて選択し，原因を探査します。血液検査，抗原鼻誘発試験で確認ができた場合，視診，X線検査などを用いて合併症を確認し，診断という流れです。

Q：治療はどのように行われますか？

A：花粉症の治療には，医療機関で行う薬物療法，減感作療法，手術治療があり，合併症の治療として手術が行われることもあります。しかし，治療と並行して，自ら花粉の曝露から身を守っていかなければならないことが前提であることは言うまでもありません。

参考文献

- 野原 修:スギ花粉からの主要抗原溶出に対する鼻汁の影響—In vitroにおける抗原溶出に影響を与える諸因子について—.耳鼻咽喉科展望39(5):483-495,1996.
- 斉藤洋三, 井手 武, 村山貢司:花粉症の科学.化学同人,京都.2006.
- 日本耳鼻咽喉科免疫アレルギー感染症学会/鼻アレルギー診療ガイドライン作成委員会 編:2020年版(改訂第9版)鼻アレルギー診療ガイドライン-通年性鼻炎と花粉症—.ライフ・サイエンス,東京.2020.
- 佐久間 正迪, 遠藤朝彦, 樋崎 亨ほか:鼻副鼻腔の比較解剖学的研究-鼻副鼻腔の進化-.耳鼻咽喉科展望 補4:347-357,1981.
- 高橋 良:副鼻こうの成立についての新しい考え方—進化現象からの検討—.耳鼻咽喉科展望26(3):233-253,1983.
- 三輪正人:鼻粘膜上皮バリア機構と免疫・アレルギー.アレルギー 67(6):725-733,2018.
- 森山 寛:鼻・副鼻腔外来(耳鼻咽喉科外来シリーズ).メディカルビュー社,東京.1999.
- 海老澤元博 編:年代別アレルギー疾患への対応(小児科臨床ピクシス) 5.中山書店,東京.2015.
- 上気道疾患研究会:昭和56年度環境庁委託業務結果報告書.大気汚染健康影響調査(上気道疾患に関する疫学調査).昭和57年3月.
- 鼻疾患と環境研究会:昭和60年度環境庁委託業務結果報告書.大気汚染健康影響調査(鼻アレルギーの成因に関する臨床疫学的研究).昭和61年3月.
- 遠藤朝彦:大気汚染と花粉症—疫学調査結果から—.アレルギー科17(1):21-28,2004.
- 遠藤朝彦:アレルギー性鼻炎に対する水泳環境の影響—有病率, 有症率の検討および影響因子の解析—.耳鼻咽喉科展望42(3):252-275,1999.
- 奥田 稔:鼻アレルギー.金原出版,東京.1989.
- 中村澄夫:スギ花粉アレルゲンの局在とその起源.顕微鏡42(1):50-54,2007.
- 朝倉光司:アレルギー性鼻炎の地域特性.アレルギー 55(11):1390-1393,2006.
- 宮本昭正 編:アレルギー性疾患は増えているか 調査結果と原因.国際医学出版,東京.1987.
- 朝倉光司:花粉症とoral allergy syndrome.アレルギーと臨床23:69-73,2003.
- 日本アレルギー学会:第63回日本アレルギー学会秋季学術大会.2013.
- 千葉 伸太郎:アレルギー性鼻炎による睡眠への影響.日本鼻科学会会誌50(1):100,2010.
- 遠藤朝彦:鼻汁好酸球検査.JOHNS20(3):485-488,2004.

・日本アレルギー学会作成委員会:皮膚テストの手引き.2021.
・宇佐神 篤, 柘植明宏, 杉本昌利:IgE測定と IgE抗体測定.JOHNS20(3): 499-504,2004.
・今井 透:アレルゲン鼻誘発試験.JOHNS20(3):495-497,2004.
・高橋 良, 今井三郎:同一学童集団における鼻科領域の長期観察成績について.耳鼻咽喉科展望8(4):383-400,1965.
・兼子順男, 樋崎 亨, 横山彰夫ほか:大気汚染地域と非大気汚染地域下に於ける学童生徒の鼻疾患罹患状態およびわが国の鼻疾患の変遷について.耳鼻咽喉科展望22補(3):247-295,1979.
・環境庁大気保全局:大気汚染健康影響調査報告書(昭和55〜59年度).東京.1986.
・科学技術庁研究開発局:スギ花粉症克服に向けた総合研究成果報告書(第Ⅰ期平成9-11年度).2008.
・山越隆行ほか:スギ花粉症の自然史.アレルギーの臨床(3):203-208,1997.
・芦田恒雄:スギ花粉症の自然治癒をめぐって.アレルギーの臨床(3):209-211,1997.
・遠藤朝彦ほか:花粉症患者動向調査から.アレルギーの臨床(3):184-188,1997.
・環境庁:環境変化が人の健康に及ぼす影響解明に関する疫学的研究報告書(平成6-8年).1996.
・遠藤朝彦:スギ花粉症の臨床疫学.医学のあゆみ200(5):371-374,2002.
・遠藤朝彦:大気汚染と花粉症−疫学調査結果から−.アレルギー科17(1):21-28,2004.
・斎藤洋三, 井手 武, 村山貢司:花粉症の科学(新版).化学同人,東京.2006.
・Durham O C:The Volumetric Incidence of Atmospheric allergens, IV.A Proposed Standard Method of Gravity Sampling, Counting,and Volumetric Interpolation of Results. J. Allergy 17:79-86,1946.
・清水章治 編:図説スギ花粉症.金原出版,東京.1983.
・今井 透, 小澤 仁, 遠藤朝彦:ファックス自動通信による医師向けの花粉症情報伝達のこころみ.アレルギーの臨床15:859-862,1995
・深谷修司:リアルタイム花粉計測器の開発.アレルギーの臨床273:73-75,2001.
・佐藤紀男, 藤田敏男:レーザー光学手法を用いた新しい花粉計測法とその成果.環境技術 32(3):191-195,2003.
・稲葉岳也ほか:リアルタイム花粉モニターを用いた, 都心でのスギ ヒノキ花粉観測.第50回日本アレルギー学会総会号.2000.
・今井 透, 野原 修, 遠藤朝彦ほか:自動計測器KH-3000による春季飛散花粉観測の有用性と実用性.アレルギー 54(6):559-568,2005.

・瀬野悟史，嶽　良博，硲田猛真ほか：リアルタイム花粉モニター（KH-3000）の使用経験.日本耳鼻咽喉科学会会報105(3):232-239,2002.
・平成14年度環境省委託：「花粉観測予測システム」に係る検討委員会記録.2002.
・今井　透：花粉症関連の情報の入手と利用法.PROGRESS IN MEDICINE18(12):2785-2788,1998.
・宇佐神篤，柘植明宏，杉本昌利ほか：日本の花粉アレルゲン―植物学的分類に従って―.耳鼻咽喉科・頭頸部外科76(5):221-234,2004.
・厚生省花粉調査班：厚生省花粉症研究班日本列島空中花粉調査データ集.協和企画,東京.2000.
・坂倉康夫，佐橋紀男　監修：Allergen.季節性・通年性アレルゲンとアレルギー性鼻炎.協和企画,東京.1996
・佐橋紀男，高橋裕一，村山貢司：スギ花粉のすべて,メディカル・ジャーナル社,東京.1995.
・守田益宗 編：花粉識別ガイドブック.守田益宗,岡山.2016.
・村山貢司：花粉の飛散状況.臨床と薬物治療18(12):1094-1097,1999.
・遠藤朝彦，滝口清徳，浅野容子ほか：スギ花粉症に対するDSCG点鼻薬の予防的投与の臨床的検討.耳鼻咽喉科展望30補(2):61-70,1987.
・遠藤朝彦，森山　寛，山口展正ほか：塩酸エピナスチン(アレジオン®)のスギ花粉症に対する初期治療効果の臨床的検討−飛散後投与との比較−.耳鼻咽喉科展望38(6):800-817,1995.
・寺田哲也：花粉曝露室のエビデンス.鼻アレルギーフロンティア13(2):70-75,2013.
・Maeda Y, Akiyama K, Shida T:A clinical study of Japanese cedar (Cryptomeria japonica)pollen-induced asthma. Allergolint(4):413-417,2008.
・上野香奈，美濃口健治，河野泰郎 ほか：気管支喘息増悪因子としてのスギ花粉症の調査研究.アレルギー 51(7):565-570,2002.
・荻野　敏，福録恵子，角谷千惠子：スギ花粉症患者における呼吸機能.耳鼻と臨床49(6):441-444,2003.
・今井　透，柳　清，遠藤朝彦：花粉情報・花粉症情報の活用.臨床と薬物治療18(12):1132-1135,1999.
・村山貢司：花粉飛散の観測と情報提供―スギ花粉飛散の観測と予測―.内科91(2):220-223,2003.
・漆原和子，土方智紀，新川幹郎：関東平野におけるスギ衰退度の分布.季刊地理学56(2):81-89,2004.

索　引

遠藤 朝彦（えんどう・ともひこ）

遠藤耳鼻咽喉科・アレルギークリニック（東京都品川区五反田）院長。日本耳鼻咽喉科学会専門医，日本アレルギー学会代議員，日本体育協会公認スポーツドクターなどを歴任。文部科学省委託「スギ花粉症克服に向けた総合研究」，環境省委託「花粉症観測予測システムに係わる検討委員会」などに携わる。また，自身のクリニックのホームページにて東京都内の花粉情報を毎日発信中。

https://endo-jibika.com

Dr. Endoの **花粉症診察室**

裏付けのある医療は患者さんの期待をうらぎらない　　定価3,520円（本体3,200円）

2021年12月20日　初版発行

著　者	遠藤　朝彦	
発行者	河田　昭公	
発行所	合同会社 クリニコ出版	

〒101-0051 東京都千代田区神田神保町2丁目14番地
朝日神保町プラザ
Tel：03-5357-1133
Fax：03-5357-1155
https://www.clinica-pub.com/

印　刷　シナノ書籍印刷株式会社
制　作　KSt，鈴木敏行

ⓒ2021 Clinica Publishers, LLC, Printed in Japan
ISBN978-4-910396-17-0 C3047 ￥3200E